「かかと体重®」で、つらい痛みが消える！

全身の不調が改善する
「プライマリーウォーキング®」入門

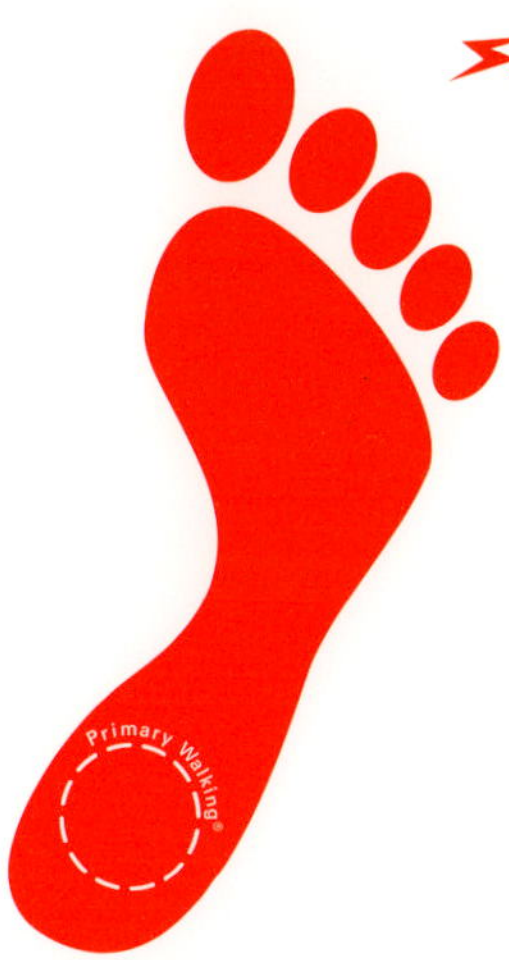

岡本啓司

きずな出版

突然ですが、
次の写真をご覧ください。

←

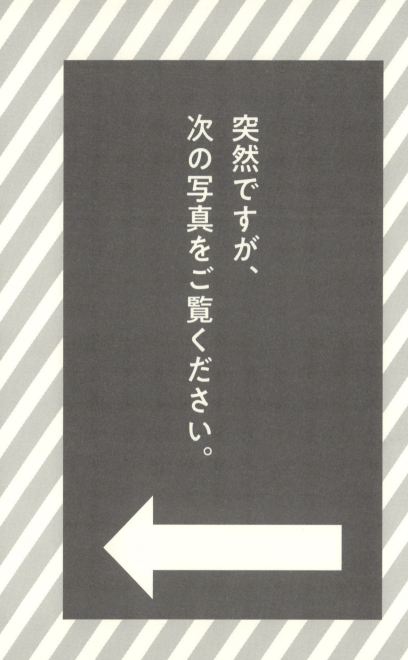

老人性円背

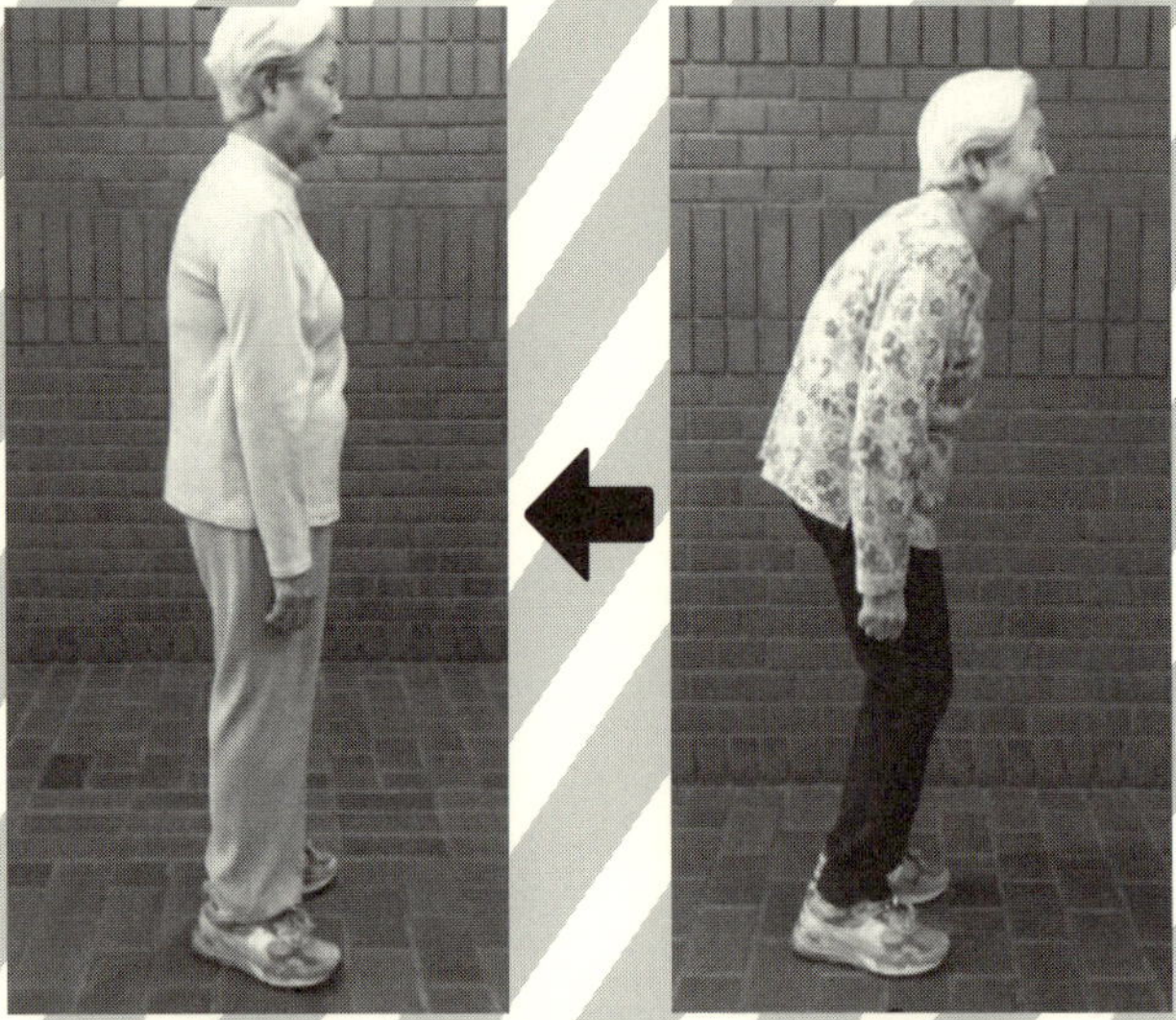

After

Before

老人性円背

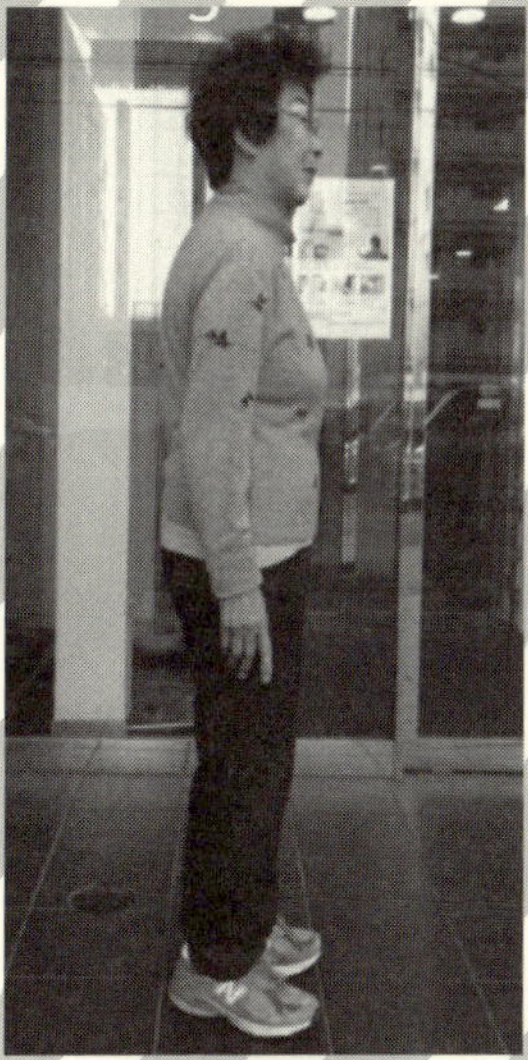

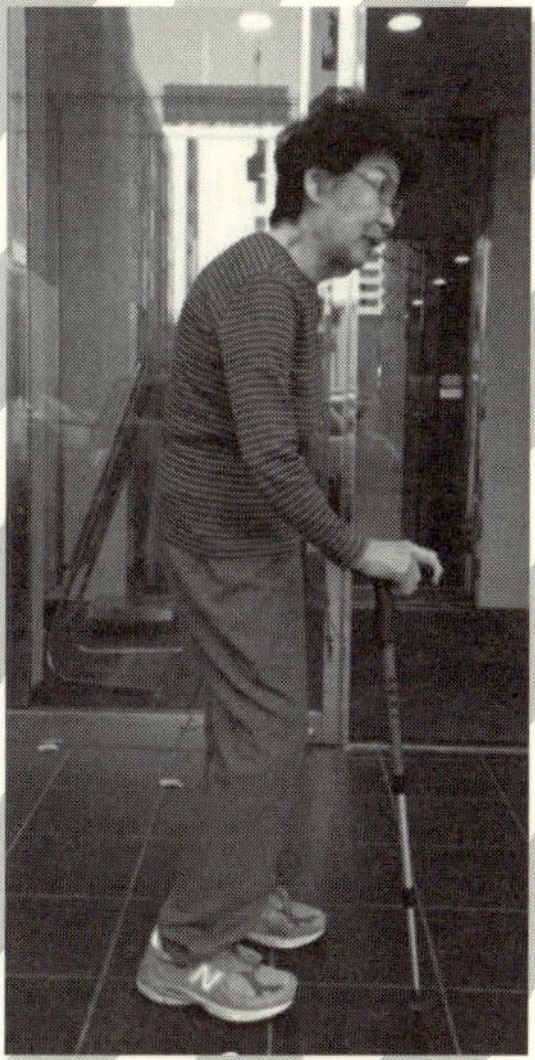

After

Before

外反母趾

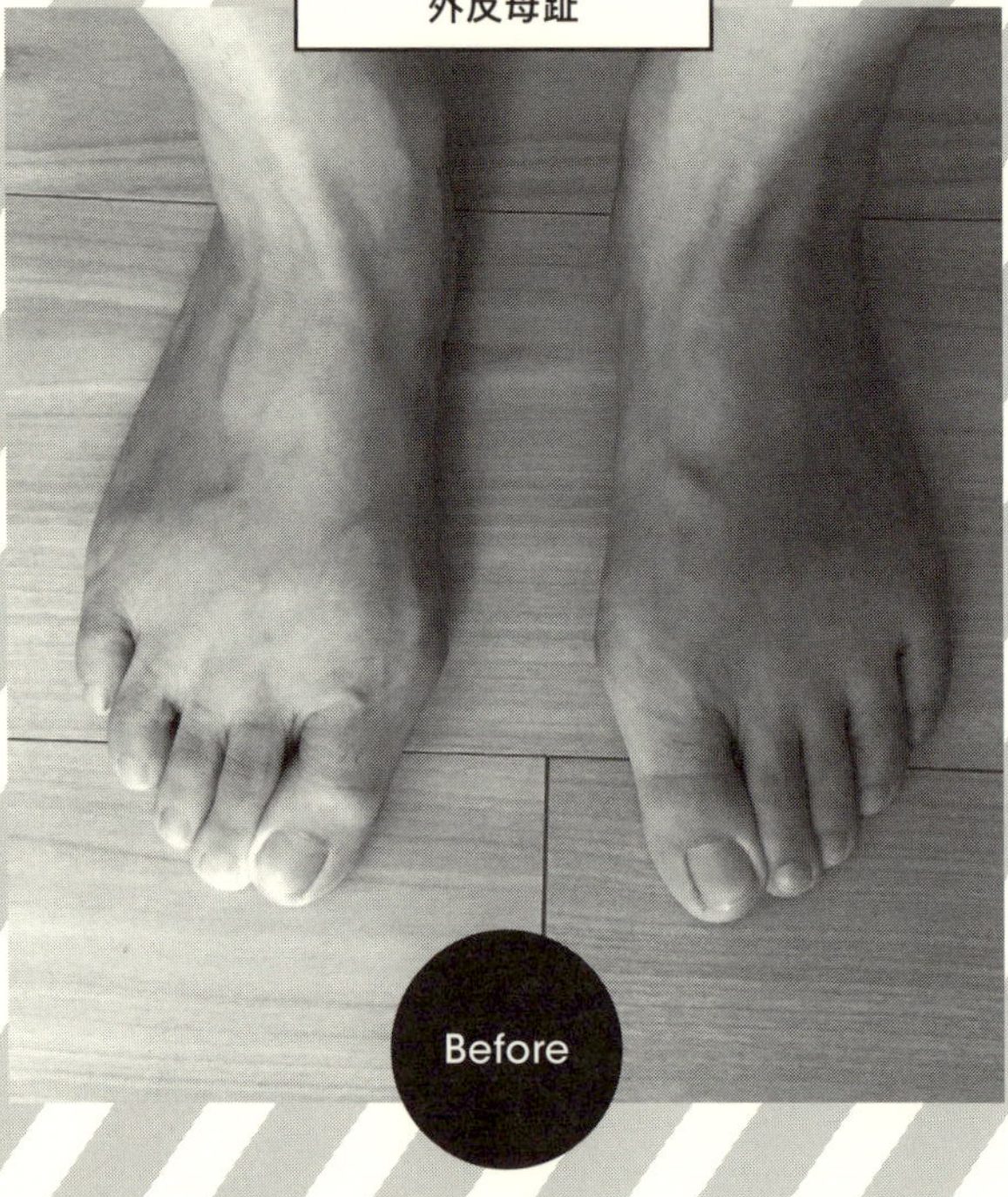

外反母趾

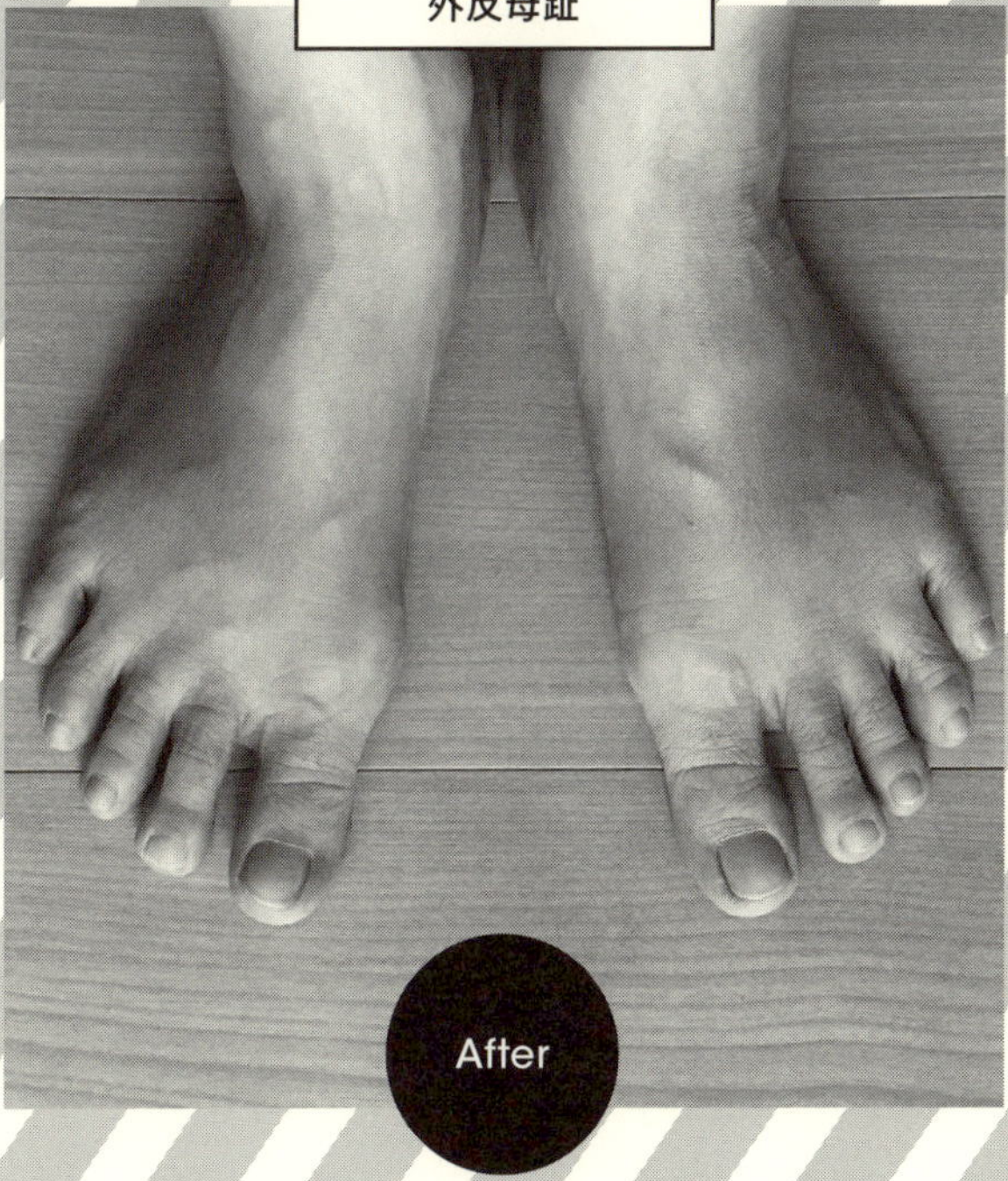

O脚

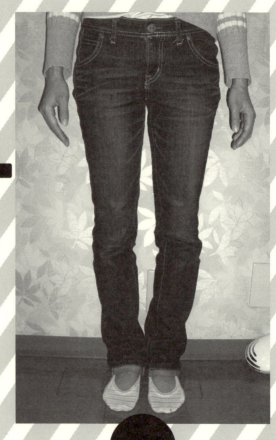

Before

O脚

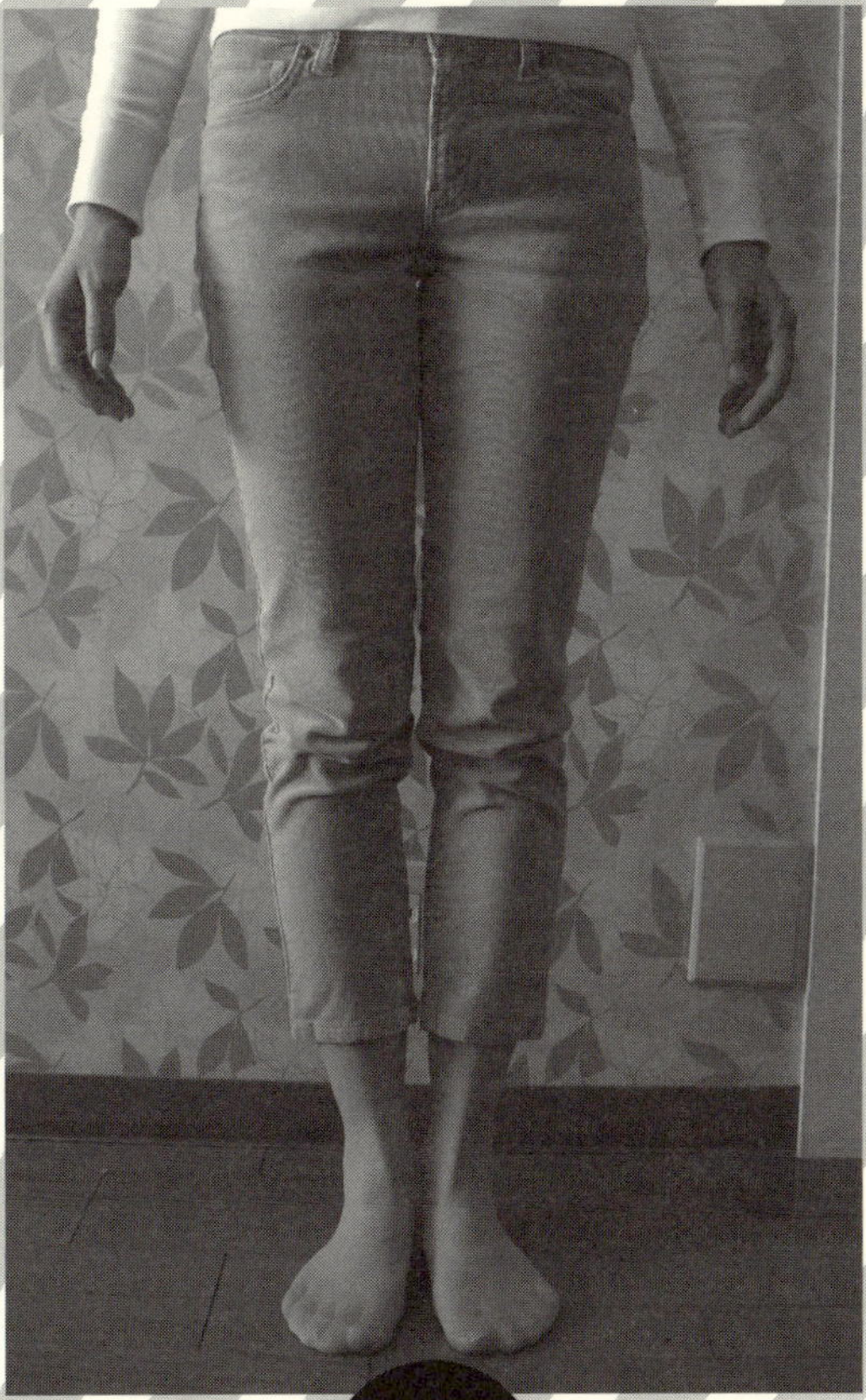

After

これらは、それぞれ老人性円背、
外反母趾、O脚で、
何年も悩んでいた方々の写真です。

この方々が、こうも劇的に症状が
改善した理由。
それが……
「かかと体重®」です。

「かかと体重®」から始めることで、
身体のあらゆる不調は劇的に
改善します。

さあ、「プライマリーウォーキング®」
の世界へようこそ！

医師から推薦の声 ❶

バランスの取れた食事は、きれいな血液をつくります。

きれいな血液が流れていれば、血管はいつまでも傷みません。

あとはプライマリーウォーキング®によって、きれいな姿勢で血管・リンパ管のアライメント®を整えることを心がけましょう。

きれいな血液、きれいな血管、きれいな姿勢は、いつまでもきれいで長生きできる三大要素です。

——聖路加国際病院　ブレストクリニック築地
院長　猿丸修平（医師・乳がん専門医）

医師から推薦の声
②

血管・リンパ管は全身を巡り、栄養、酸素などを与え、老廃物を回収します。そのどこかに滞《とどこお》りができると、その部分に問題が発生し、機能の低下や病気を引き起こしてしまいます。

プライマリーウォーキング®で骨格を整えることで、血管・リンパ管が整い、氣の流れがスムースになり身体が健康な状態に向かいます。それにより自然治癒力を発揮できるようになり、アンチエイジングにもつながります。

いつまでも若々しく健康で過ごせるように、生活のなかにプライマリーウォーキング®を取り入れましょう。

――日本ホロス臨床統合医療機構代表理事/ラ・ヴィータメディカルクリニック
院長　森嶌淳友（医師）

医師から推薦の声 ③

初めてプライマリーウォーキング®の話を聞いたとき、正直、半信半疑でした。

しかし、自分自身が体験し、これは本物だと確信しました。

私は在宅医療を中心に診療をおこなっている傍ら、できるだけ健康寿命を延ばせるようにすることにも注力しています。

「歩く」という、二足歩行の人類にはもっとも基本的な動作を、正しい歩き方にすることで、いままで悩んでいた腰痛や膝痛などはもちろん、認知機能、血流やリンパ流まで改善してくる可能性を、このプライマリーウォーキング®は持っていますし、そうなると信じています。

騙されたと思って、まず一歩から始めてください。

いままでと違う世界があなたを待っています。

——松本クリニック院長　松本伸治（医師）

体験者の声≪

いままで、O脚になすすべもなく生活していました。寝転んだときに、つま先が内側に向いているのに違和感なく、正常だと思っていました。岡本先生に診ていただき、立ち方・歩き方を指導してもらい、半信半疑で実行しました。

通勤時間や家でのちょっとした時間にできたので、続けていくことができました。

14日後に再度、診てもらったときには膝の間がせまくなり、つま先が外側を向き、こんなに早く効果が出て本当に驚きました。

立ち方・歩き方ひとつで変わるなんて！　目からウロコで、嬉しかったです。

O脚が治っただけでなく、脚のかたちがよくなり、ヒップアップもして、パンツがきれいにはけて大喜びです。無理なくできることなので、これからも続けていきたいです。

――25歳女性（ウォーキング歴2週間）

いつもヒールを履いて階段を駆け上がっていた私には、脚に痛みが出るなんて夢にも思いませんでした。

ある日、膝の内側に少し痛みを感じたものの、筋肉痛くらいにしか思いませんでした。ところが、日を重ねるごとに痛みが和らぐどころかだんだんひどくなり、しまいには、正座もできない状態に……もう最悪。

治したい一心でいろいろ試してみたのですが、思うような結果が得られず、脚の変形（O脚）や、むくみまでも……。

「太ったせいかな……」なんて思いながら日々過ごしていました。

ある日、友人に教えられたことがきっかけで、プライマリーウォーキング®と出合いました。いまでは、脚のむくみはすっかりとれ、立ったり座ったりも苦にならなくなりました。正しい姿勢、歩き方を教わり、以前と比べて歩く速さは断然違ってきました。本当によかったです。

——56歳女性（ウォーキング歴6ヵ月）

私は、プライマリーウォーキング®のレッスンを受けるまで、自分の立つ姿勢はきれいだと思っていました。なぜなら、小さい頃からクラシックバレエを習っているので、毎日姿勢に気を使っているからです。

しかし、先生にまっすぐ無理なく立つことを教えてもらい、きれいだと思っていた姿勢が不自然だったことに気がつきました。立ち方を改善してからは1日の脚の疲れが軽減され、肩まわりの筋肉の疲れがなくなって、身体が楽になりました。

次に、歩き方です。

私は、意識的に前に足を運び歩いていました。

初めて歩き方を教えてもらったときは、なかなかクセが抜けませんでしたが、その日から鏡の前で歩き方を研究して、普段から注意して歩いていると、自然ときれいな歩き方ができるようになりました。

以前は、少し長い距離を歩くと足がダルく、重たく感じていましたが、それを感じなくなり、脚についていた筋肉が小さくなりました。

体験者の声

今回、立ち方・歩き方が変わったことで筋肉の量も重心位置も変わったので、踊り（バレエ）に影響がないか心配でしたが、踊りにより安定感がでて、不得意だったしなやかな動きがしやすくなりました。
普段の姿勢を見直すことで、筋肉質でガッシリしていた脚もスッキリとし、踊りのレベルアップにもつながったので、とても感動しました。

――18歳女性（ウォーキング歴10日）

プロローグ

「プライマリーウォーキング®」で、身体の不調はリセットできる

「肩と首のコリがひどくて、偏頭痛もある……」
「もう数十年、腰痛とつき合っている……」
「子どものときから、猫背が治らない……」
「ひどい外反母趾で、靴を履くのも痛いくらい……」

これらの症状に当てはまる方、もしくは、あなたのまわりでこれらの症状に悩んでいる方が、いらっしゃると思います。

質問です。

「これらの症状は、かかとの上に重心をおくだけで改善できます」

と言ったら、信じられますか？

「いやいや、こっちは何年もこの症状で悩んでいるんだ。ふざけたこと言わないでください！」

そんな声が聞こえてきそうです。

しかし断言します。「かかと体重®」で、身体の不調は改善され、みるみる健康になることができます。

これは何も適当なことを言っているわけではなく、私の28年間にわたる治療家としての臨床経験と医学的・物理的根拠に基づいているのです。

あらためまして、本書を手に取っていただき、ありがとうございます。

プライマリーウォーキング®指導者協会会長で鍼灸師の岡本啓司と申します。

私は1990年、鍼灸・整体の治療院「岡本流身体調整研究所」を開院し、長年にわたって身体の不調を訴える患者さんの治療と研究をおこなってきました。

そんななかで考案したものが、先に挙げた「かかと体重®」の考え方を中心とした「プライマリーウォーキング®」という立ち方・歩き方・座り方です。

私のもとにいらっしゃる患者さんは、長年、立ち方、歩き方、座り方のクセで身体に負担をかけつづけ、悪影響を及ぼしている方が大半です。

しかし、プライマリーウォーキング®を学ぶことによって、9割以上の方の身体の不調は改善されています。

そもそも、なぜ「かかと体重®」なのか。

身体を建築にたとえるとわかりやすいのですが、足より上の身体を構成しているパーツを構造物としてとらえたときに、ふつうは、かかとの上に重心（質量中心）を設定して設計図をつくります。

つま先側より、かかと側のほうが、力学的に力の伝達の効率がいいからです。

たとえば、空き缶やペットボトルを踏みつぶすときに、つま先側で踏む人はいないでしょう。ほとんどの人が、かかと側で踏みつぶすはずです。

つまり、立ち・歩くとき、またスポーツのシーンでも、基本的にはかかと体重®でおこなうのが効率的だということになります。

さて、本書では、「プライマリーウォーキング®」の考えをもとに「かかと体重®」を意識して、誰でも簡単にできる「立つ」「歩く」の正しい姿勢から健康になる方法を紹介していきます。

コンセプトは

「鍛えない」

「がんばらない」

「力を入れない」

です。
日常の立ち方や歩き方のフォームを変えるだけで、姿勢矯正に加え、血管・リンパ管のアライメント®まで整います。その結果、腰痛、肩こり、膝痛、股関節痛などの疾患をはじめ、むくみや慢性疾患などが改善していくというのが、プライマリーウォーキング®の強みです。つまり、やり方さえ知ってしまえば、難しいことなど何もなく、誰でもできるということです。

それでは、本論に入っていきましょう。「プライマリーウォーキング®」を会得して、あなたにも健康な人生が訪れることを願っています。

プライマリーウォーキング®指導者協会会長・鍼灸師
岡本啓司

プライマリーウォーキング®の方法

位置エネルギーを運動エネルギーに、運動エネルギーを位置エネルギーに、「慣性・惰性」でブレーキをかけずに、より少ない筋力・力で歩く

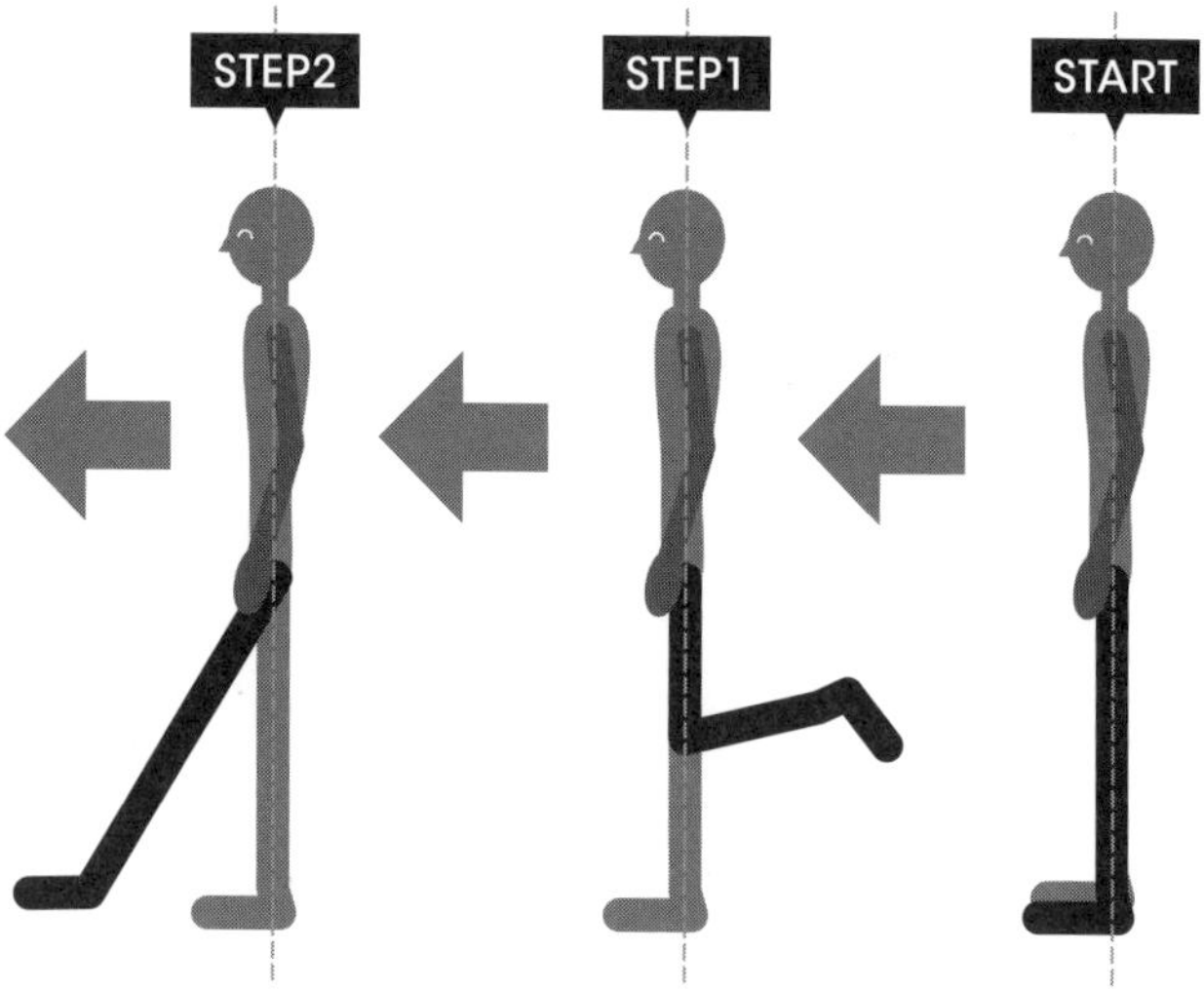

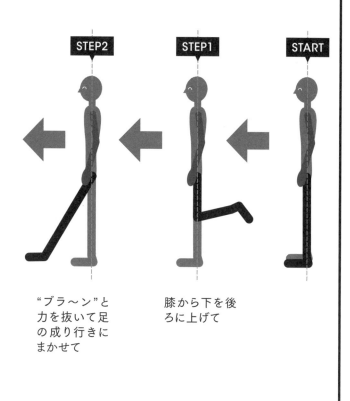

“ブラ～ン”と力を抜いて足の成り行きにまかせて

膝から下を後ろに上げて

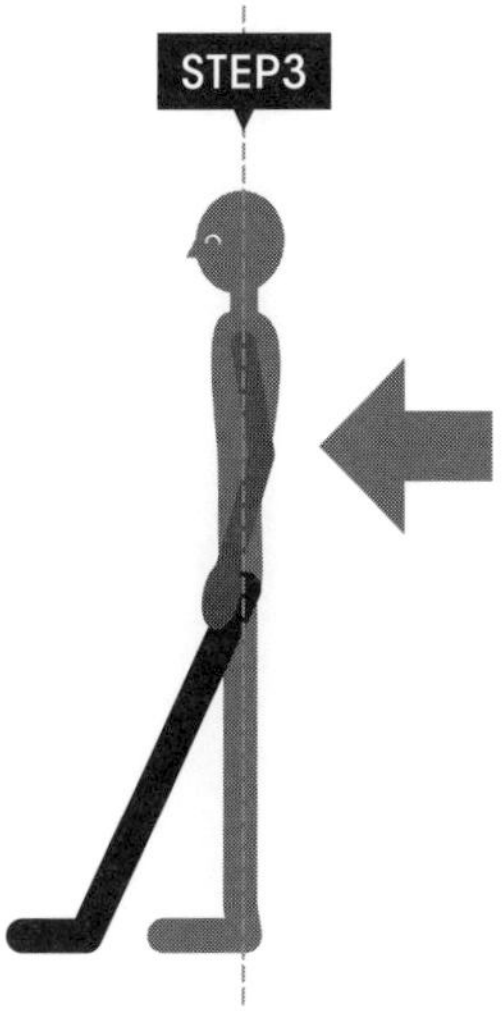

自然に足が着
地した後に、
着地した足に
乗り込んで

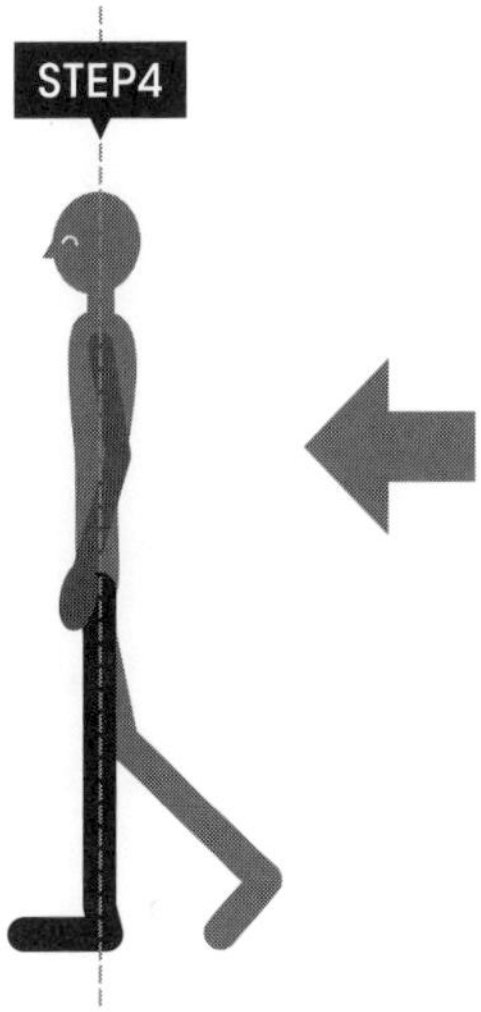

身体の“後ろ”
に脚が残るこ
とを意識して
続けます

Chapter 1

あらゆる痛みが消えるプライマリーウォーキング®の基本

Chapter 2 すべてが解決する「最高の立ち方」

Chapter 3

おどろくほど健康になる！ プライマリーウォーキング®実践

Contents

Chapter 4

セルフメンテナンスで、より健康な身体が手に入る

ブックデザイン　池上 幸一

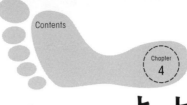

※「プライマリーウォーキング®」「かかと体重®」「かかと体重歩行®」「上肢帯セット®」「鎖骨の後方回旋®」「血管・リンパ管のアライメント®」「鉛直押圧テスト®」は一般社団法人プライマリーウォーキング®指導者協会の登録商標です。許可のない使用は禁止です。

※右記、知的財産を使用しての、トレーニング・ストレッチ・体操・歩き方・立ち方を含めた姿勢に関する知識の提供、指導者育成および養成、または資格の認定、講演・セミナー・研修会の企画運営・開催をすることは法的に禁止されています。これらをおこなうには、プライマリーウォーキング®指導者認定養成講習会を受講する必要があります。

※本書で使用している「あし」の表記は、足首から下を「足」、あし全体を「脚」としています。

「かかと体重®」で、つらい痛みが消える！

——全身の不調が改善する「プライマリーウォーキング®」入門

Chapter 1

あらゆる痛みが消える プライマリーウォーキングの基本

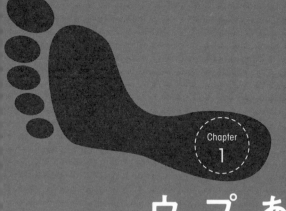

なぜ、プライマリーウォーキングが効果的なのか？

冒頭でもご紹介した通り、「プライマリーウォーキング」で、立ち方・歩き方、そして座り方を整えることによって、身体のあらゆる不調に効果を示します。
そのなかでも、もっともわかりやすい効果のひとつとして、整形外科的疾患に対する痛みの改善があります。

「肩こり」

整形外科的疾患とひと口に言ってもさまざまですが、

「腰痛」
「頭痛」
「首痛」
「股関節痛」
「膝痛」
「外反母趾」
「むくみ」
「手足の冷え」

……など、簡単に思いつくだけでも、数々の悩みに効果があります。

なぜこんなにも効果的なのかというと、理由があります。

そもそも腰痛や、肩こり、股関節痛などの多くの原因は「立ち方」「歩き方」にあります。ゆえに、さまざまな身体の不調を正す近道は「正しく立って、歩き、座ること」です。

そのためには、足の指をまっすぐ伸ばして、「かかと」の上に重心をおくことが重要であるということは、医学的にも説明ができます。

「かかと体重」によって、重力に対してまっすぐに立てるようになると筋肉のこわばりが緩まり、血液の循環が改善して、代謝機能が向上するからです。

また、脚だけではなく身体全体のバランスも整えられ、ゆがみや痛みの改善にもつながるという利点もあります。

つまり「かかと体重」には、

・骨格のアライメント（構造・バランス）が整う

・血管・リンパ管のアライメントが整う

という2つの大きな効果があるのです。

この2点が整うことによって、身体のあらゆる面において、改善の効果を発揮していきます。

そもそも、プライマリーウォーキングとは何か？

「プライマリーウォーキング」の語源である「プライマリー」を英語辞書で引くと「基本的」「最初に」「元」とあります。

私たち人間でいうと「初期」は「赤ちゃん」、つまりプライマリーウォーキングとは、「赤ちゃんの初期歩行」から大きく影響を受けており、ここが大きなポイントでもあります。

私たち大人は、たとえば膝が痛くなったら病院で、

「筋力が弱くなっているから、根本的に解決するために、鍛えてください」

と言われます。

〝筋力が弱くなっているのが膝の痛みの原因〟

これ、本当にそうでしょうか？

赤ちゃんは筋力が弱いですが、膝が痛くなることはありません。

なぜか？

効率よく身体を使えているからです。

より少ない筋力で、より効率的な身体の使い方をしている。

だから鍛える必要がないのです。

プライマリーウォーキングとは、その名の通り「筋力の弱い赤ちゃん・幼児がいかにして歩くか」に着目して考えられた歩き方とも言えます。

言い換えれば、より少ない筋力で立ち、より負担のない歩き方をすることです。

スポーツ選手を例にすると、わかりやすいかもしれません。

たとえば野球で長年活躍し続けているイチロー選手は、モデルのようにスラッとした体形をしています。

ほかにも超一流と呼ばれるスポーツ選手に、ゴリラのように筋骨隆々で大きな筋肉をもっている選手は少ないです。

彼らは、どれだけ少ない筋力で、効率よく身体を動かせばいいかを熟知しているからです。**身体の使い方を知っているので、けがも少ないですし、ハイパフォーマンスを発揮できるというわけです。**

ちなみに私はゴルフのドラコン（ドライビングコンテストの略。ドライバーを用いて、飛距離を競う競技）において、日本チャンピオンを3度（シニア部門）獲得した実績があります。

ドラコンで上位に食い込んでくるようなほかの選手たちは、筋骨隆々で、私よりも圧倒的に身体が大きな選手が多いのですが、そんな彼らを差し置いて、なぜ私が表彰台にあがることができたのか。

それは、先に挙げたように、身体の効率的な使い方を知っているからです。身体が小さいのに戦えるということは、要するに、効率よく身体を使い、少ない筋力で最大のパフォーマンスを発揮できているということなのです。

このように、プライマリーウォーキングとは、少ない筋力で効率よく身体を使うことで、身体の負担を改善する立ち方・歩き方なのです。

したがって、高齢者や身体の不調に悩まされている方でも、がんばって鍛えることなく、簡単に正しい「立ち方・歩き方」を覚えられるので、負担なく健康な身体を手に入れることができるというわけです。

「鉛直押圧《えんちょくおうあつ》テスト®」で、身体のバランスを知る

あなたはこれまで「姿勢が悪い」と言われたことはありますか？

または、もしあなたが親であれば、子どもに対して「姿勢をよくしなさい」と言ったことはありませんか？

では「いい姿勢」とは、いったいどんな姿勢なのでしょう？

多くの人は根拠がなく、「なんとなく背筋を伸ばして、胸を張って……」というかたちでしか伝えることができません。

よくよく考えてみると「姿勢がいい」といっても、明確な基準は何かと言われると、わからない。そこで、まず知っておいていただきたいのが「いい姿勢」「正しい立ち方」です。

そのために必要なのが「鉛直押圧テスト」です。

いきなり「鉛直押圧テスト」と言われても意味がわからないと思うので、簡単にご説明します。

「鉛直」とは、重力の方向、すなわち水平面に対して垂直であることを指します。つまり文字通り、起立した状態で上から身体を押して、ゆがんだり曲がったりする箇所を見ることによって、どこを修正すれば正しい立ち方になるのかがわかるというのが「鉛直押圧テスト」です。

次のページに正しい方法をまとめます。

鉛直押圧テスト

※鉛直押圧テストは、素人がおこなうと危険なので、お近くのプライマリーウォーキング認定指導員におこなってもらうようにしてください。
参照▶http://www.primarywalking.com/

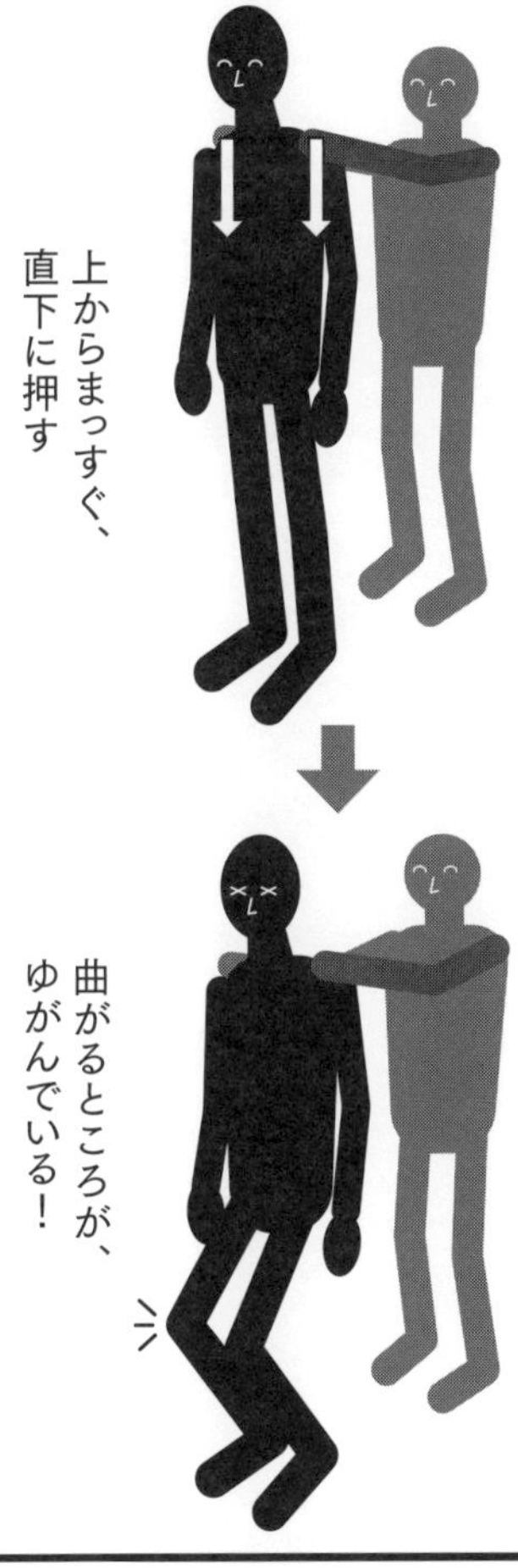
上からまっすぐ、直下に押す
曲がるところが、ゆがんでいる！

「鉛直押圧テスト」で何がわかるかというと、要は骨格がうまく乗れていない箇所が特定できます。

前図のように膝が極端に動くということは、そこがうまく積み重ねられていないということです。つまり膝に負担がかかっているのです。

ほかにも股関節が極端に動く人、背中が大きく曲がる人など、人によってさまざまで、なかには旋回する人もいます。

大きく動く箇所は人それぞれ違います。

これは積み木をイメージしてもらうと、わかりやすいかもしれません。

積み木はまっすぐきれいに重ねていくと、上から押しても安定しているので崩れることはありません。

しかし、きれいに重なっていないところがあると、上から押すとそこから全体のバランスが崩れ、最終的にはすべて崩れてしまいます。

身体も一緒です。

鉛直押圧テストで、身体にうまく乗っていない箇所が、あなたの身体のバランスが崩れやすい箇所。つまり負担がかかっている場所なのです。

ちなみに、ここでひとつ注意点を。

鉛直押圧テストは、素人がおこなうとけがの原因となり危険なので、お近くのプライマリーウォーキング指導者協会認定の指導員におこなってもらうようにしてください（参照：プライマリーウォーキング指導者協会 http://www.primarywalking.com/）。

ではどうすれば正しくまっすぐ、身体に負担をかけることなく立てるのか。

その方法は次章でお話ししていきます。

「こんなによくなるの!?」実際の患者さんの例

先の「鉛直押圧テスト」によって自分の身体のバランスを知った上で、正しく立てるようになると、さまざまな整形外科的疾患に効果があります。

この章の最後に、実際に私のもとを訪れた患者さんの例を、いくつかご紹介します。

①O脚で悩む女性

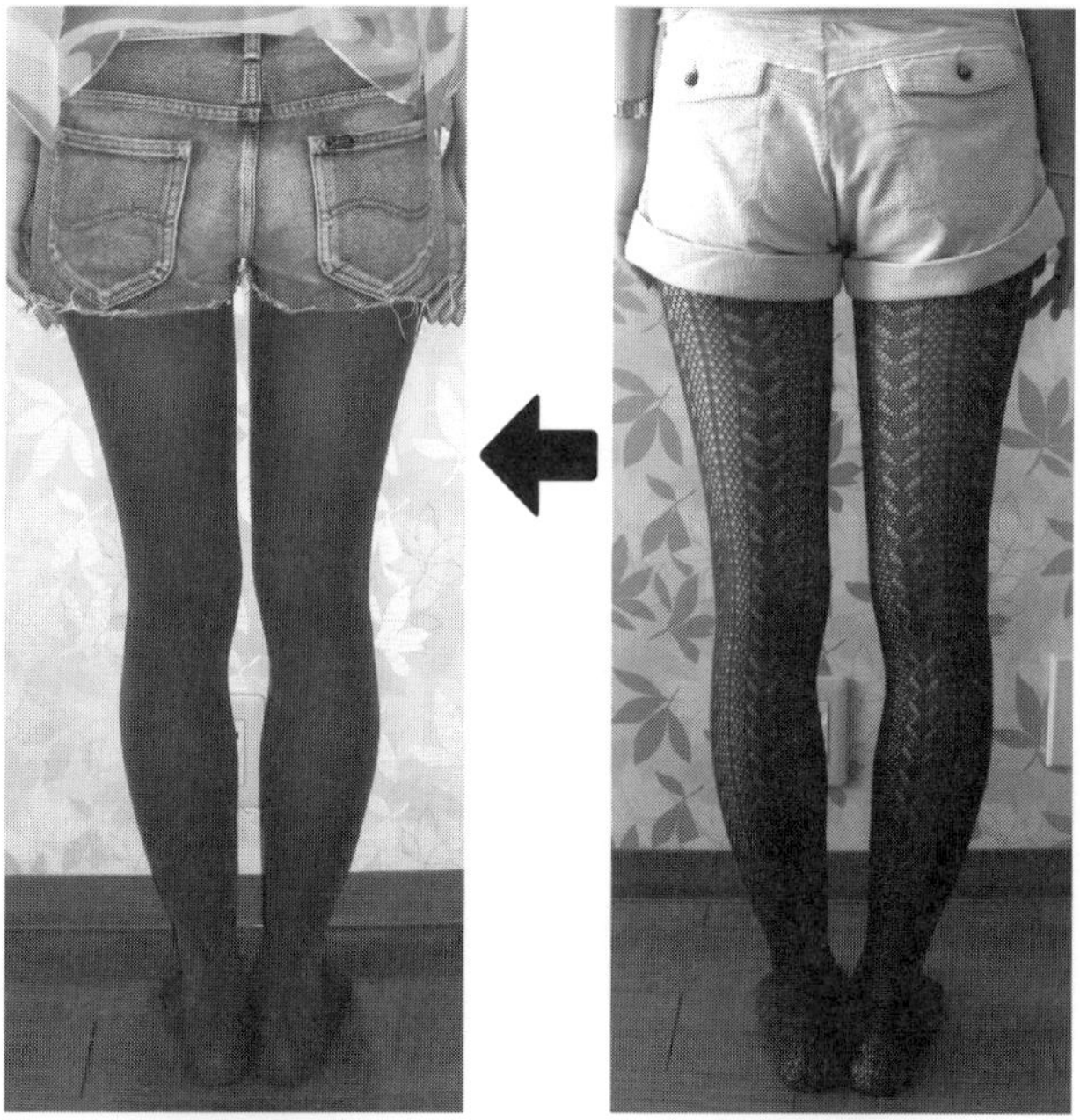

After　Before

O脚で悩んで相談に来られる患者さんは非常に多いです。

正確な統計はありませんが、日本人女性の6割がO脚で悩んでいるという話もあります。

原因は生まれつきのもの、病的なもの、けがによるものなどさまざまですが、もっとも多いのは「生活習慣」によってO脚になってしまうケースです。

そんな多くの人が悩むO脚も、プライマリーウォーキングによって、劇的に改善します。

ちなみに前ページの写真の女性は、ここまで改善するのにたった3ヵ月でした。

②変形性膝関節症

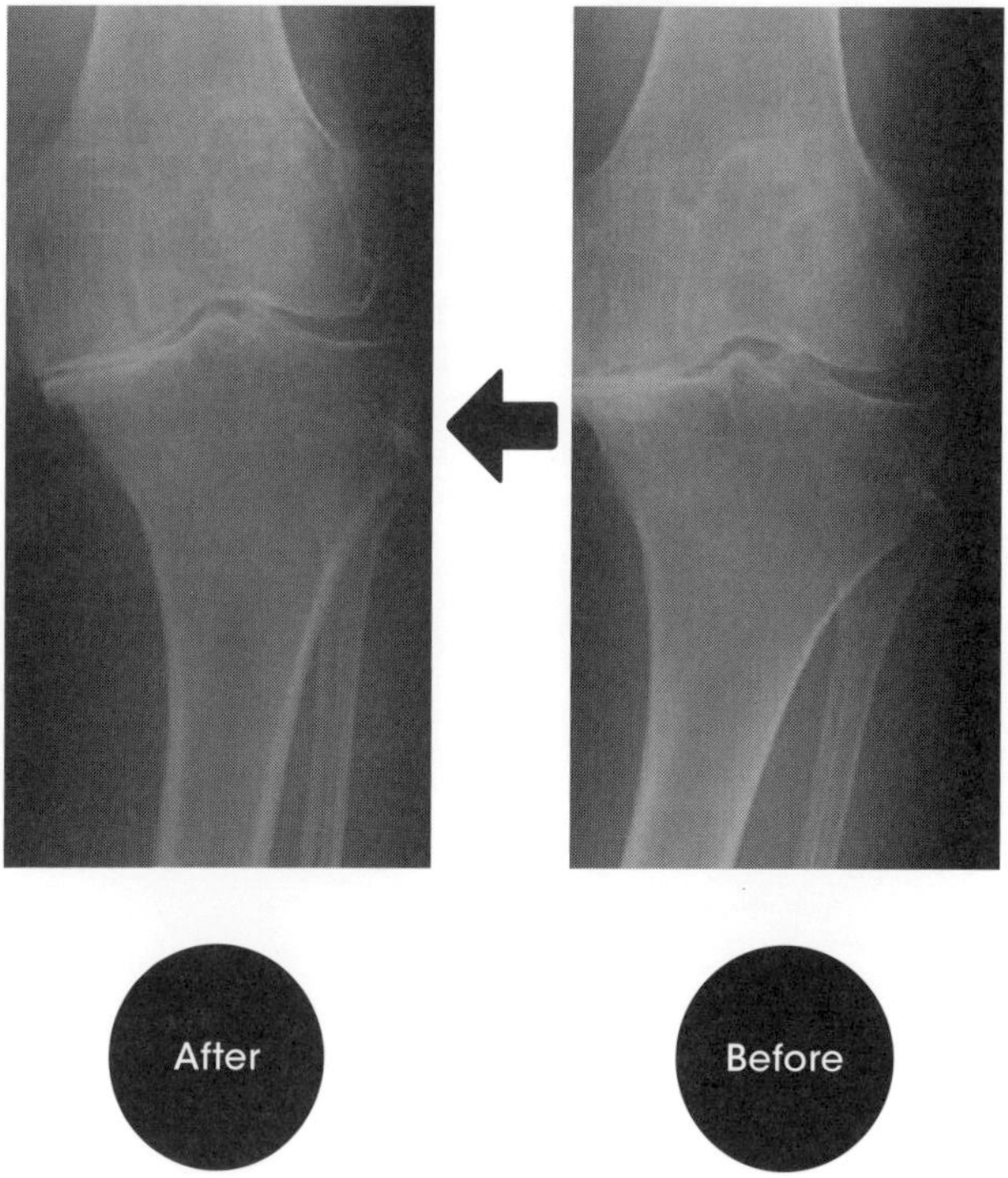
After
Before

変形性膝関節症で悩む患者さんも数多く訪れます。

これは骨や軟骨の老化で、年齢とともに誰にでも（とくに女性に多い）起こる病気です。

膝に負担がかかる生活をしていた人に起こりやすい症状です。

最初は脚に負荷がかかるタイミングで痛みを感じる程度ですが、症状が進行すると痛みが強くなり、最終的には膝の痛みがずっと続くようになります。

前ページの写真の人も変形性膝関節症で、脚全体にむくみがあり、膝も腫れた状態で、左脚を手術したほうがいいとまで言われていましたが、半年後には写真の通りにつぶれていた膝の関節が改善してきました。

いまでは違和感なく生活ができるようになるまで、すっかり回復しました。

③腰痛

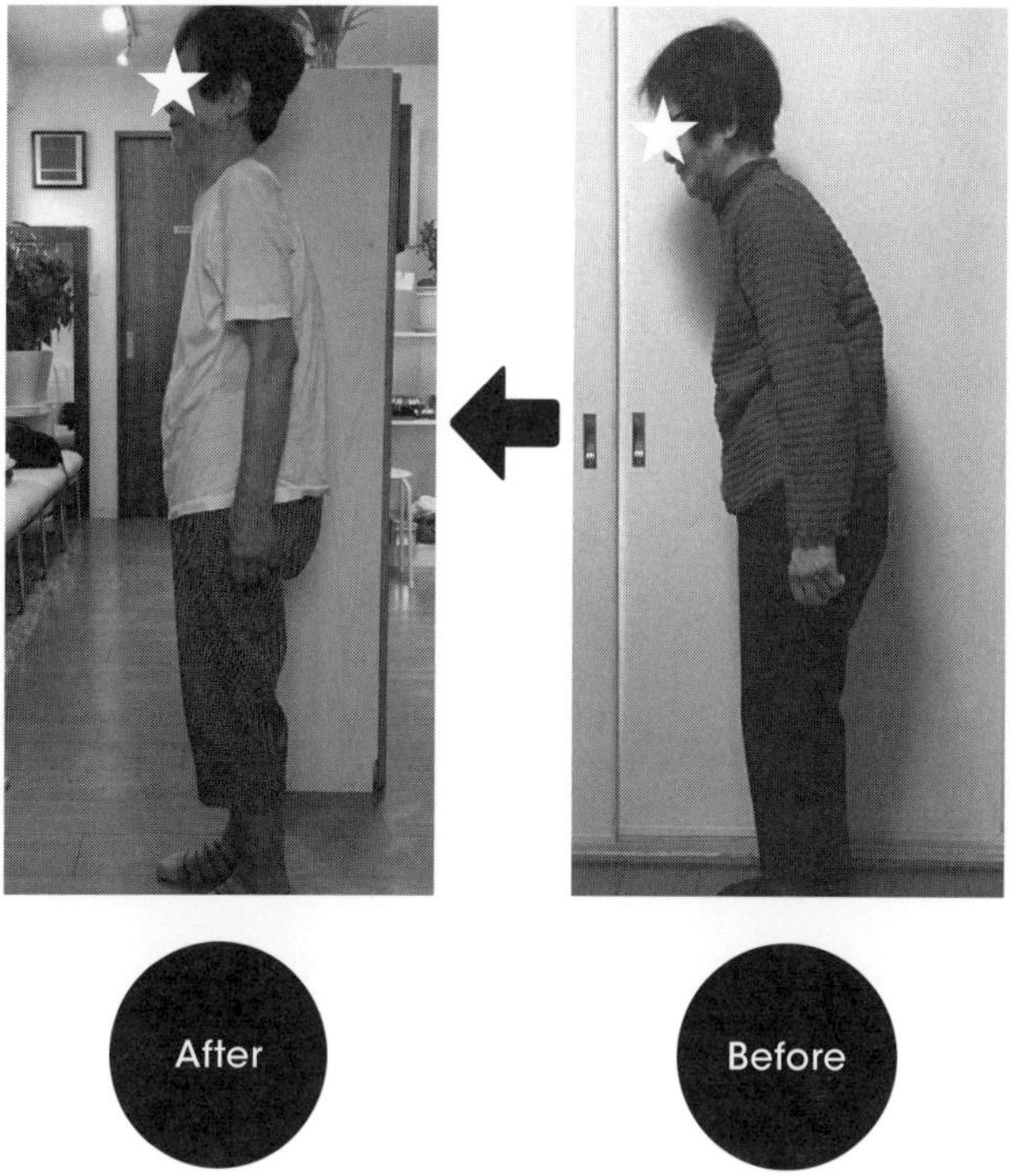

腰痛もプライマリーウォーキングで劇的に改善します。

前の写真の女性は92歳で、腰痛の症状がつらいということで、ご相談に来られました。

見ての通り最初は腰が大きく曲がっていましたが、4ヵ月後にはまっすぐ立てています。

これらの写真を見ていただくとわかるように、「短期間で劇的に改善する」というのが、プライマリーウォーキングの大きな利点のひとつです。

Chapter 2

すべてが解決する「最高の立ち方」

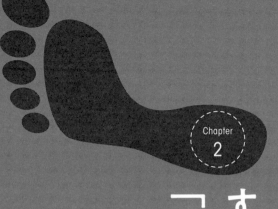

「かかと体重」で立ちなさい

前章までの説明で、プライマリーウォーキングを身につけるだけで、多くの悩みに効果を示すことがわかっていただけたと思います。

そこで、この章ではいよいよ具体的な「立ち方」に入っていきたいと思います。

正しい立ち方には、大きく分けて3つのポイントがあります。

①「かかと体重」で立つ

② つま先を60度に開く
③ 上体を楽に積み重ねる

以上のたった3点です。

言葉にしてしまうと簡単ですが、この3点が本書の最大のポイントといっても過言ではありません。これからこの3点を実践することがいかにいいかを書いていきたいと思います。


まずは①「かかと体重で立つ」から見ていきましょう。

私たち日本人は「つま先体重」でいる人のほうが圧倒的に多いです（外国人は骨格や生活習慣などさまざまな要素から、かかと体重の人のほうが多い）。

つま先体重になっていることで、膝から上が前に出て、腰も反って立つ傾向にあるのです。

体重はどこに乗っていますか？

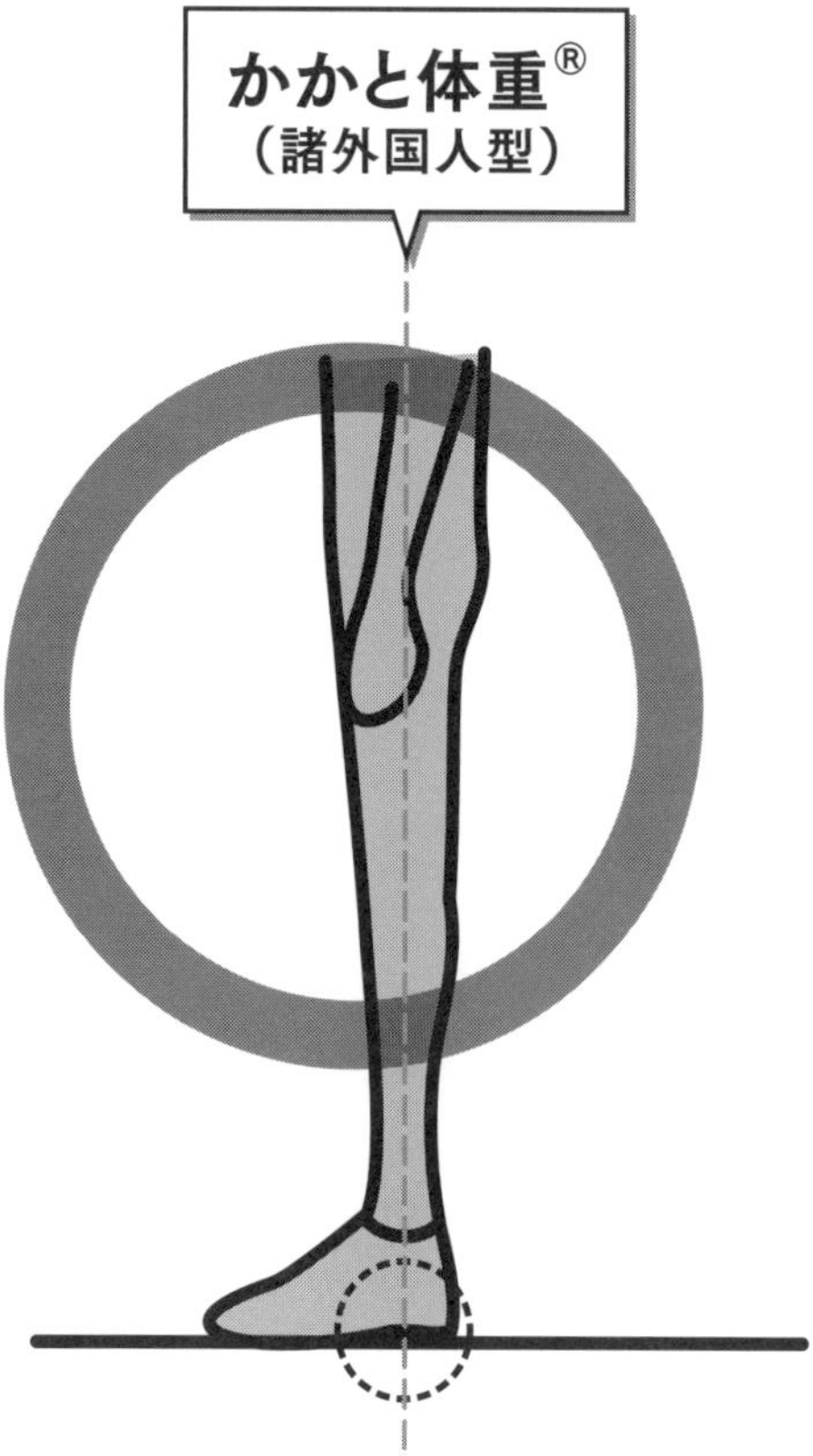

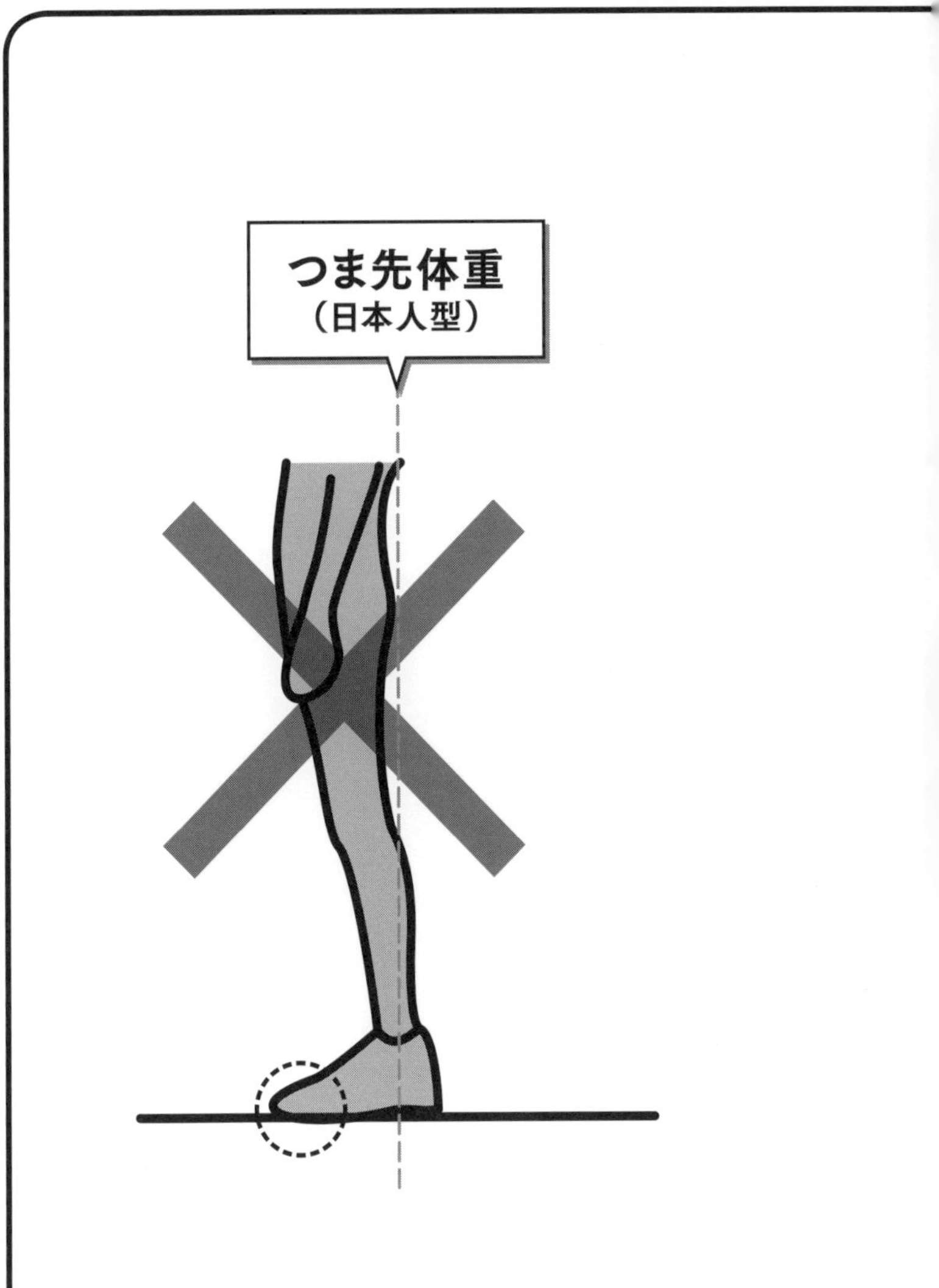
つま先体重
（日本人型）

前図のようなかたちです。

これでは前述の「鉛直押圧テスト」をしたときに、どこかにゆがみが出るということがわかっていただけると思います。

先に挙げた積み木の理論と同様で、この立ち方では力を抜いたときに崩れてしまいます。崩れてしまいそうな状態で無理に筋肉を使って立っている……つまり常に負荷がかかって緊張しているのです。

これを一気に改善する方法は簡単です。

そう、かかとに体重を乗せるだけです。

立った状態で足の裏を意識してみてください。おそらく多くの人が、体重が前方、つまり、つま先側に乗っているのではないでしょうか。

これを、荷重する位置を自分で意識して、かかとに持ってきてください。

最初は身体が後ろに倒れてしまいそうな感覚を覚えて違和感があるかもしれませんが、どうすればかかとに乗れるかを探して、慣れてしまえば簡単です。

「かかと体重」のメリットは大きく分けて3つあります。

(1) より少ない筋肉で立つことができる
(2) 脚が地面と垂直(鉛直)になる。結果、脚の筋力もほぼ使わず立てる
(3) 上体以上、頭部にも力学的負担をかけることなく頭部を乗せられる

脚が鉛直に立つことによって、無駄な筋力を使うことなく立つことができます。結果的に、全身が理想とされるまっすぐの状態(生理的湾曲)になります。

そうなることによって、首に対しても力学的な負担がかかることなく、頭部が自然と骨格に乗った状態になります。これは後述しますが、頭部への血流も改善されるので、効果としてはいいことだらけといった状態になります。

このように「かかと体重」で立つということを意識するだけでも、効果が表れてきますので、まずはここからスタートするようにしてください。

つま先を60度に開く

次に意識すべきところが②「つま先を60度に開く」です。両かかとをつけた状態で、つま先を60度開いて立つのが理想です（かかとが離れていても60度であればOK。休めの姿勢でも60度、足が互い違いでも60度を意識）。

ここで確認しておいていただきたいのですが、先ほどまでの、つま先体重で立っていた自分は、つま先がどちらの方向を向いていたでしょうか？

内また気味になり、つま先がまっすぐ前を向いてしまっている人も多いのではないでしょうか。

それではいけません。必ずつま先60度を維持します。

というよりも、かかと体重で立つことによって、自然とつま先が開いた状態が楽であることに気づくと思いますので、慣れてしまえば自然とそうなります。

ちなみに女性の方はつま先を開いて立つのが恥ずかしければ、右足と左足を前後して立つことによって、ぐっと女性らしい立ち方になります。

つま先を60度に開いて立つことには、次のような効果もあります。

(1) 母指《ぼし》側に体重がかかり、下腿《かたい》内側の筋肉が使われ、発達する

(2) お尻が勝手に寄って上がる

(3) 股関節が伸展しやすく、脚が後ろにいきやすくなり、身体の後ろ側の筋肉が使われる

つまり、自然に立っているだけで、身体に必要な筋肉が効率的に良質に進化していくということです。

つま先はどちらを向いていますか?

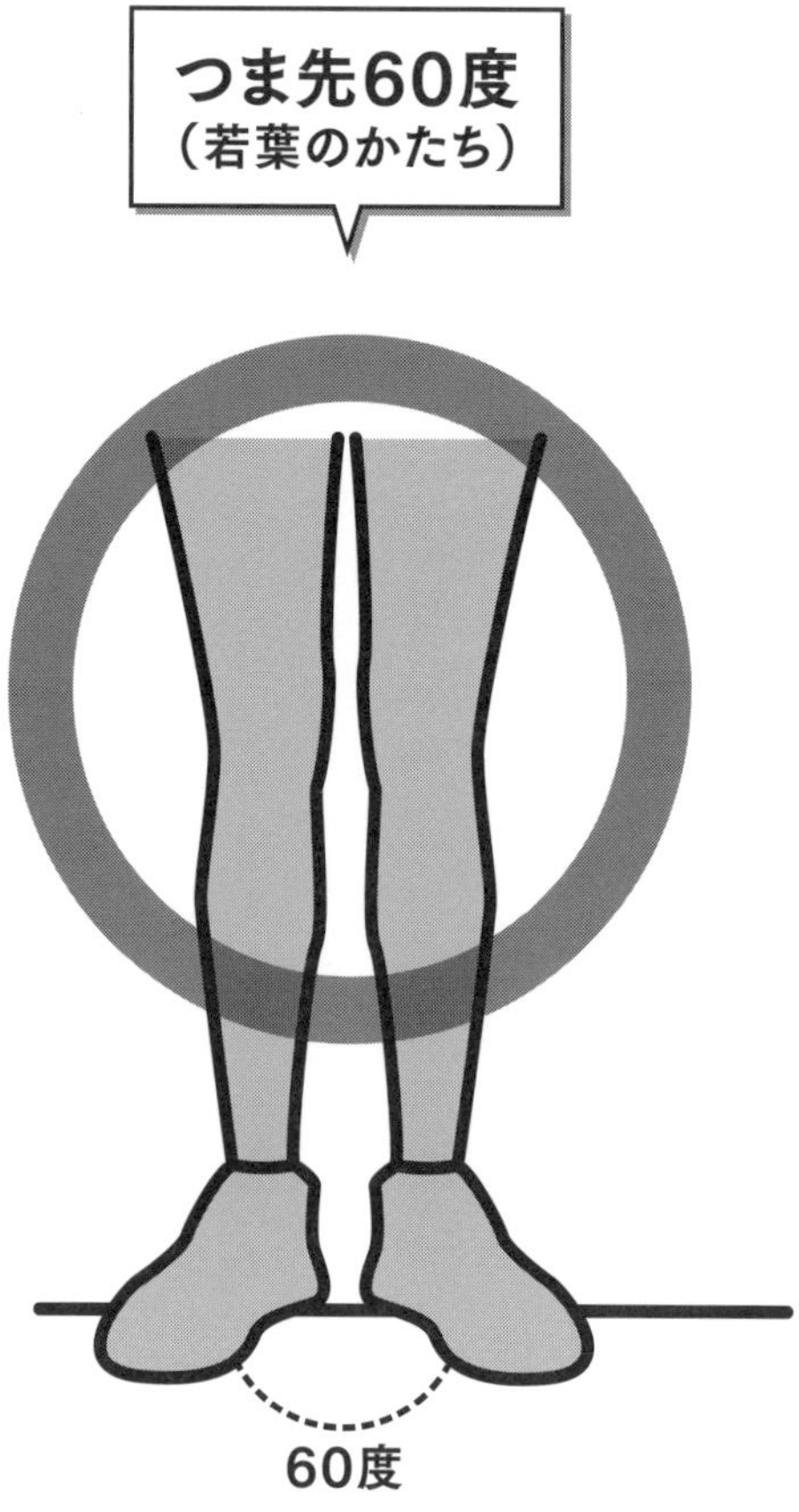

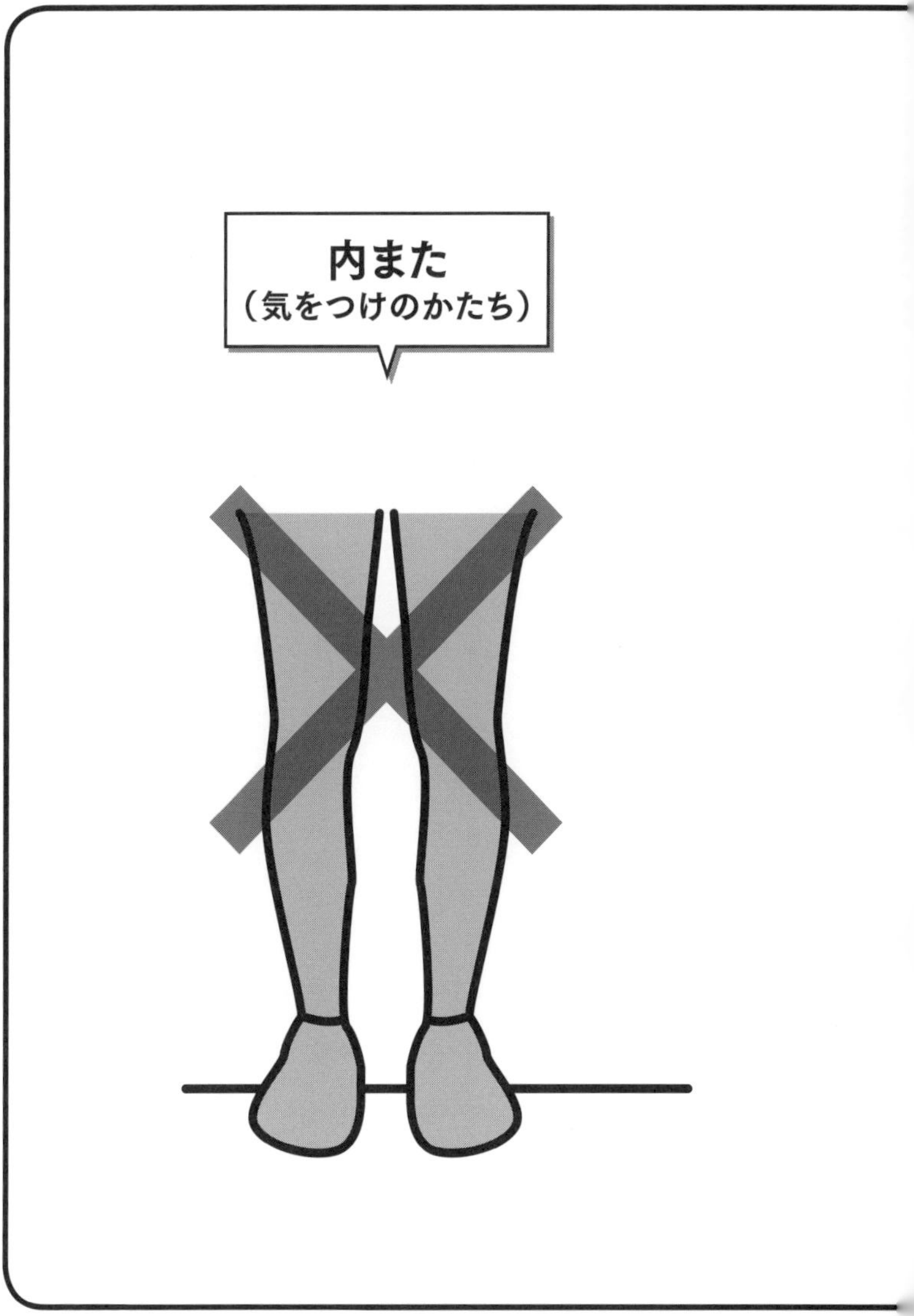
内また
（気をつけのかたち）

ちなみに「腸腰筋《ちょうようきん》」という筋肉を聞いたことがあるでしょうか？ 腰・骨盤のあたりから太ももの内側についている筋肉です。大腰筋《だいようきん》と腸骨筋《ちょうこつきん》という2つの筋肉を合わせて腸腰筋と呼びます。

最近はいろいろな専門家の話や書籍などで、「健康のために腸腰筋を鍛えましょう」と見聞きします。しかし、腸腰筋は鍛えないでください。

鍛えることによって、引っ張られるように、がに股になってしまうからです。

さらに腸腰筋が引っ張られることによって円背（腰が曲がる）になります。

それをまっすぐに戻そうとすることによって無理が生じ、腰や首、膝、股関節の疾患の原因になってしまうのです。

いちど、つま先体重で内またで立ってから（腸腰筋を引っ張った状態）、背筋を伸ばして立とうと試してみてください。すぐに「しんどい」と思うはずです。

その動きをしてから、かかと体重でつま先を60度に開いて背筋を伸ばして立つと、いかに負担なく全身が乗っているかがわかっていただけると思います。

上体を楽に積み重ねる

最後に③「上体を楽に積み重ねる」です。

ここまで、かかと体重にして、つま先を60度に開け、全身を鉛直に整えてきました。

この段階までくれば上体を楽に乗せるのは簡単です。

上体は胸を張るのでもなく、お腹にも力を入れることなく、楽に乗せる。まっすぐ積み木が乗るようなイメージです。

よく、運動のプログラムで「インナーマッスルを鍛える」「体幹をキープして姿勢をよくする」といったものを目にすると思いますが、筋肉に力を入れ続けると、血液の循環が悪くなります。血管とリンパ管は伴走（セット）しているので、リンパ液の流れも悪くなってしまいます。

ですから力は入れず、「上体は楽に乗せる」が正しいです。

かかと体重で脚を鉛直にし、つま先を開いて、リラックスして楽に乗せましょう。

上体を楽に積み重ねると、さまざまな効果が表れます。

わかりやすいところで言うと、お腹が凹《へこ》みます。

なぜお腹が凹むのかというと、筋肉を使わずに、積み重なるように骨盤の上に上体が乗ることによって、鼠蹊部《そけいぶ》（左右の股関節と太もものつけ根あたり）での血管・リンパ管の圧迫が解放され、腹部の血流が改善されるためです。

ほとんどの人が筋トレや食事制限でお腹を凹ませようとしますが、それでは大変ですし、長続きしません。

糖質制限なども流行っています。たしかに一時的には体重は落ちますが、リバウンドがつきものです。

そんなことをするのであれば、誰もがいますぐ始められる、姿勢の改善からスタートするべきでしょう。

さて、次で上体を楽に乗せるために重要な要素をご紹介していきます。

上肢帯《じょうしたい》のセット®

これから説明するところは、上体を正しく乗せるために、絶対にやっていただきたい大切な部分です。そもそも上肢帯とは、鎖骨と肩甲骨と上腕骨という3つの骨の総称をいい、肩関節を構成します。

では、これを「セットする」とはどういうことでしょうか。

言葉で説明しようとすると、「上腕骨外転水平位にて、鎖骨の後方回旋®、肩甲骨を下制させて肩関節内転下垂、肘関節回内」となります。

これだけだとまったくわからないと思いますので、説明していきます。

まず、その場で立ってみてください。全身を楽に、力を抜いてダラーンと立つイメージです。ここで、自分の手の甲の向きを見てみてください。

9割の人は、手の甲が前を向いているはずです。

それが、上肢帯が前に落ちた状態。いわゆる猫背の状態です（プライマリーウォーキングでは、上肢帯が前方に落ちた状態を〝猫背〟と定義する）。

この状態から、筋力で無理に胸を張ろうとすると、いろいろなところに力が入って、負担がかかり、疾患につながるというわけです。

代表的なものが肩こりです。肩こりとは、要は筋肉に力が入っているから疲れるので、猫背を猫背のままにしていれば肩こりは起こりません。猫背の人が、無理をしていい姿勢をしようとするから肩がこるということです。

それが、上肢帯のセットによって、劇的に改善していきます。

では早速やり方を見ていきましょう。

上肢帯のセット

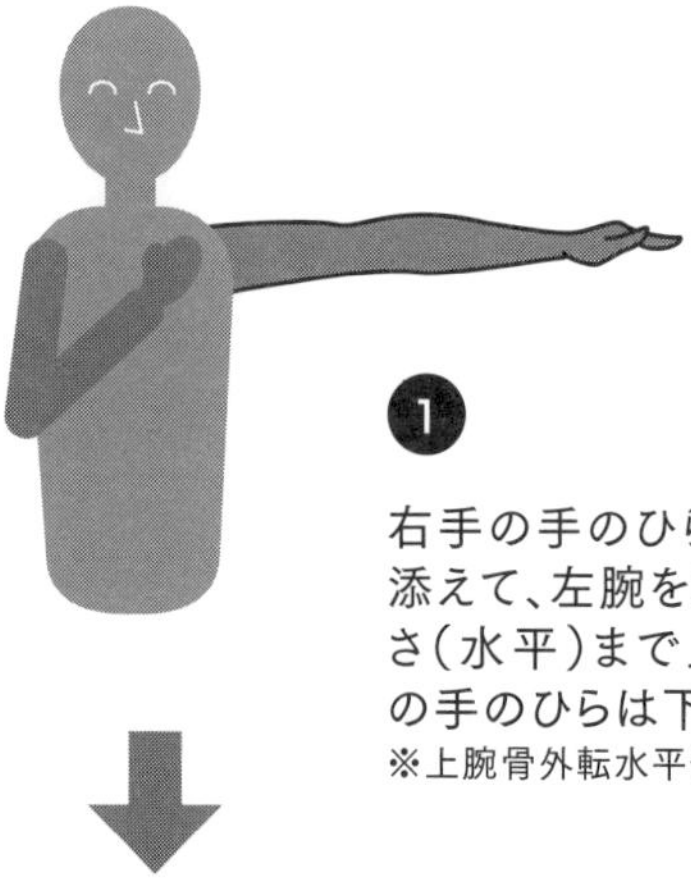

❶

右手の手のひらを左の鎖骨に添えて、左腕を真横に、肩の高さ（水平）まで上げます（左手の手のひらは下向き）。
※上腕骨外転水平位

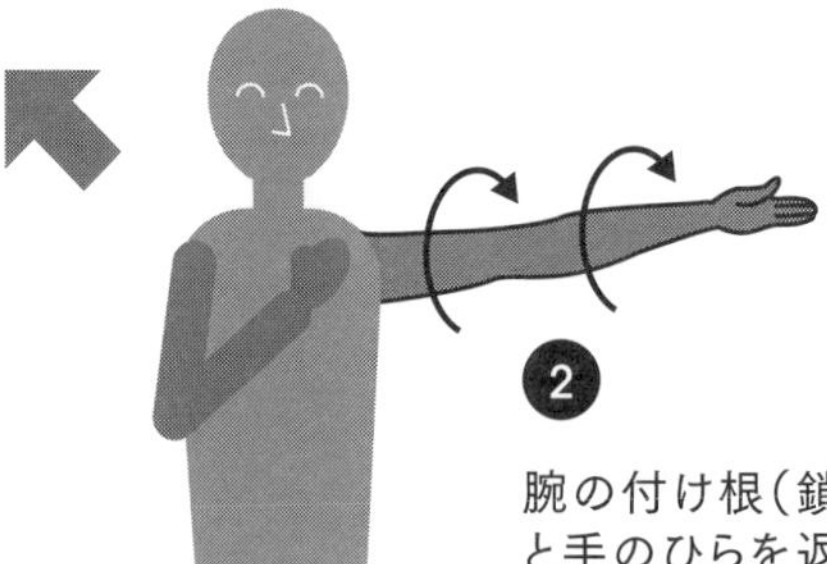

❷

腕の付け根（鎖骨）からグルッと手のひらを返しながら、後ろ回りに回します。添えている右手で鎖骨が後ろに回っているか確認しましょう。
※鎖骨の後方旋回®・肩甲骨下制

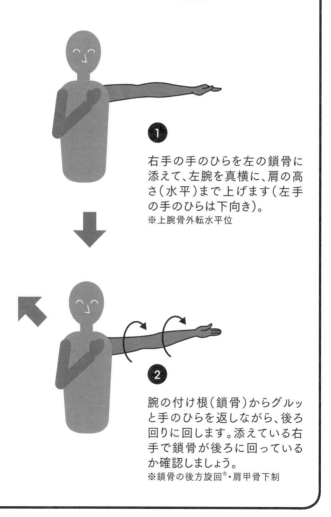

3

後ろに回したまま、左手を体の横まで下ろします。このとき、左手の手のひらは、身体の外側を向いています。
※肩関節内転下垂

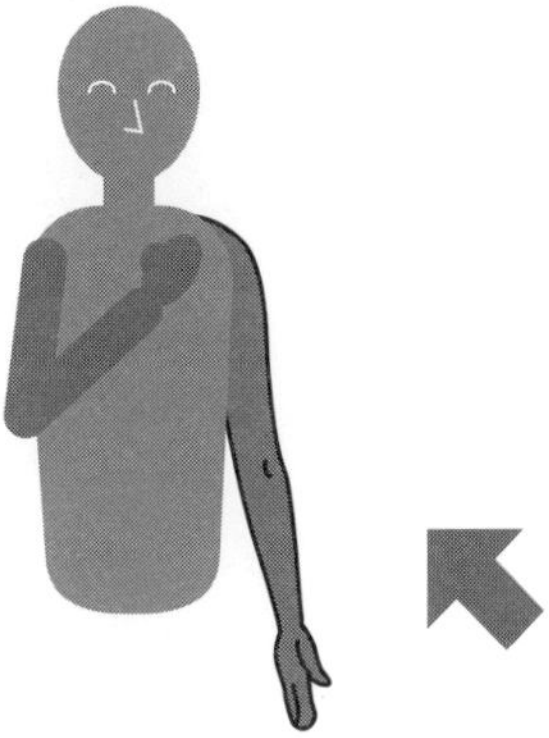

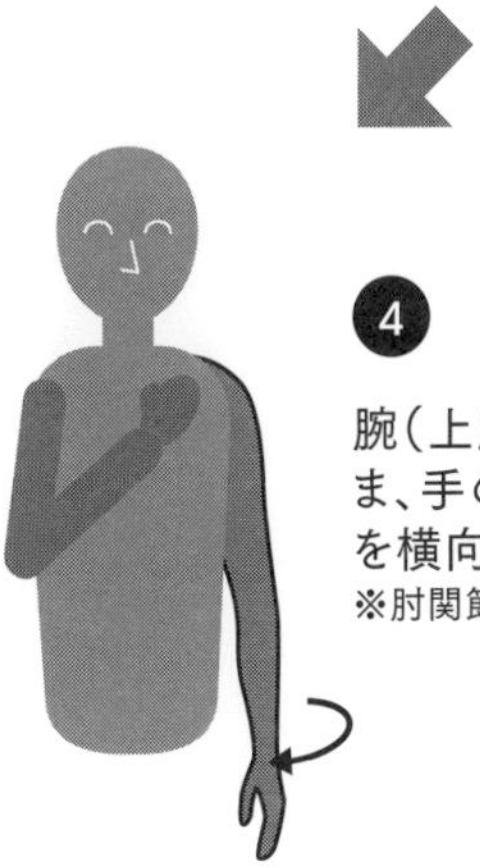

4

腕(上腕部)は動かさないまま、手の甲だけを返して、甲を横向きにします。
※肘関節回内

これで上肢帯のセットは完了です。続けて、逆(右手)の上肢帯もセットしましょう。

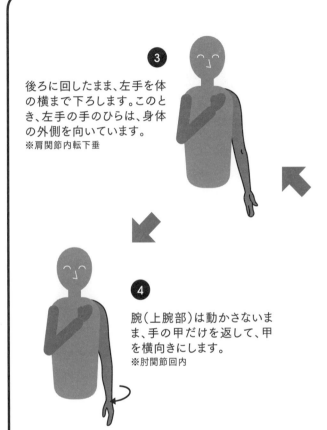

やっていただくとわかると思いますが、先ほどまで前を向いていた手の甲が、横を向いているのではないでしょうか。

これが、上肢帯がセットされた状態です。

こうなるとさまざまな利点があります。

具体的には、脇での筋肉の収縮が改善することで、動静脈・リンパの圧迫を解放します。

その結果として、腕・胸部の血液およびリンパの流れが改善されるので、先ほど挙げた肩こりはもちろん、猫背の改善や手先の冷え症やしびれなどにも効果を示します。

そもそも身体の構造上、日本人は上肢帯が落ちやすいようになっているので、この上肢帯のセットに関しては、自分でおこなっていく必要があります（欧米人は、骨格の構造上、上肢帯が落ちにくい。これに関しては4章で詳述）。

上肢帯のセットは、1日3回を目安におこなうようにしてみてください。

首・頭をセットする

次に大切なのは、首・頭のセットです。

ここまで、かかと体重で、上体を楽にして、上肢帯をセットしてきました。次の首・頭のセットというのは、上肢帯のセットと同様に、首と頭の姿勢を自然により少ない筋力で、整えるようにしていくことです。

ほとんどの人が、猫背を筋力で矯正しようとすることで、首と頭が地面に鉛直にならずに、前に傾いて出てしまっている傾向にあります。

猫背・ストレートネック

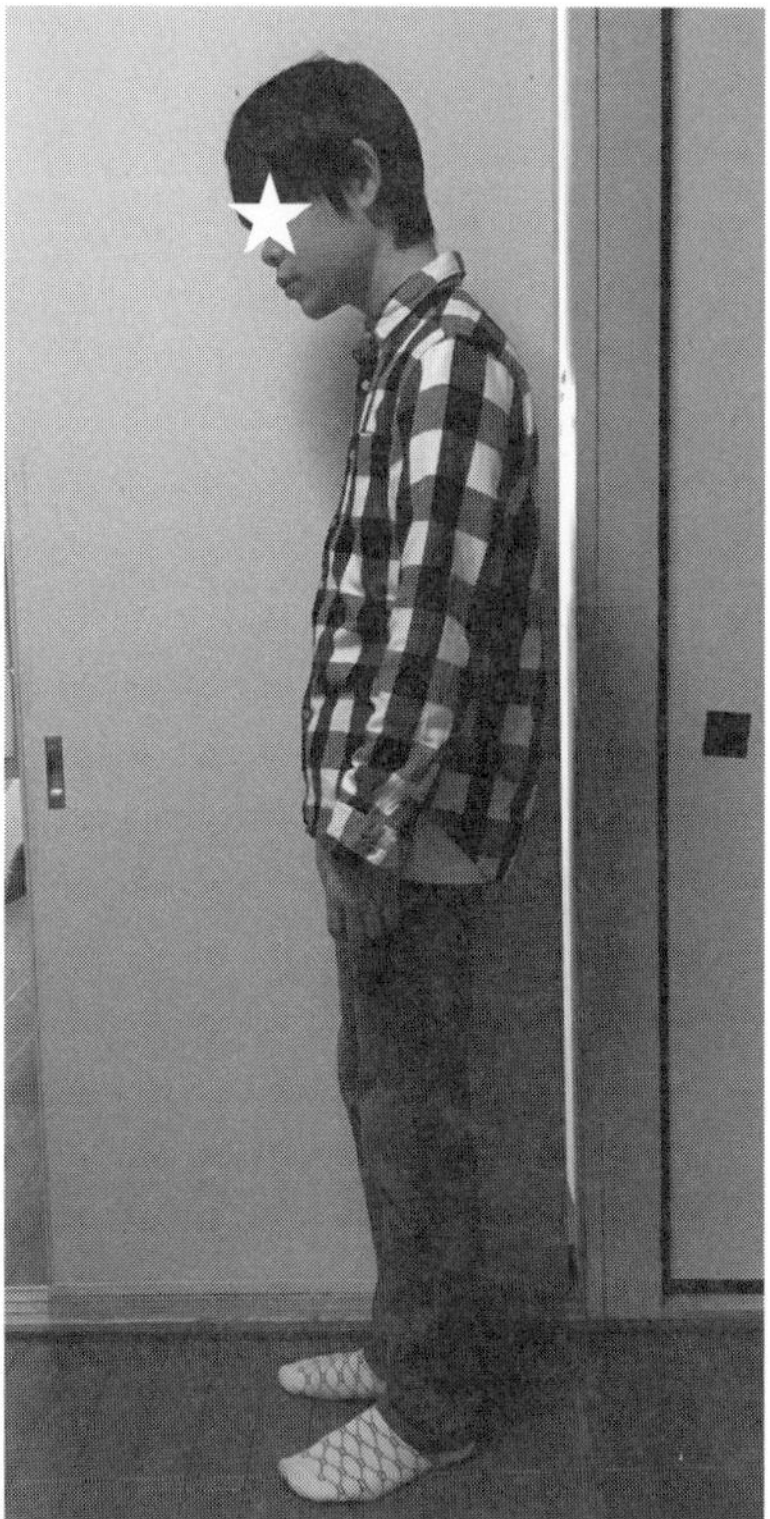

この写真の方のような状態です。

多くの人がこうなってしまう理由は明確で、いままで本書で教えてきたことと逆の状態になっているからです。

つま先体重で、上体が楽に乗っていない状態から、無理に姿勢を正そうとするから起こるということです。


では実際に首・頭のセットはどうおこなったらいいのでしょうか？

具体的な方法をご紹介します。

首・頭のセット

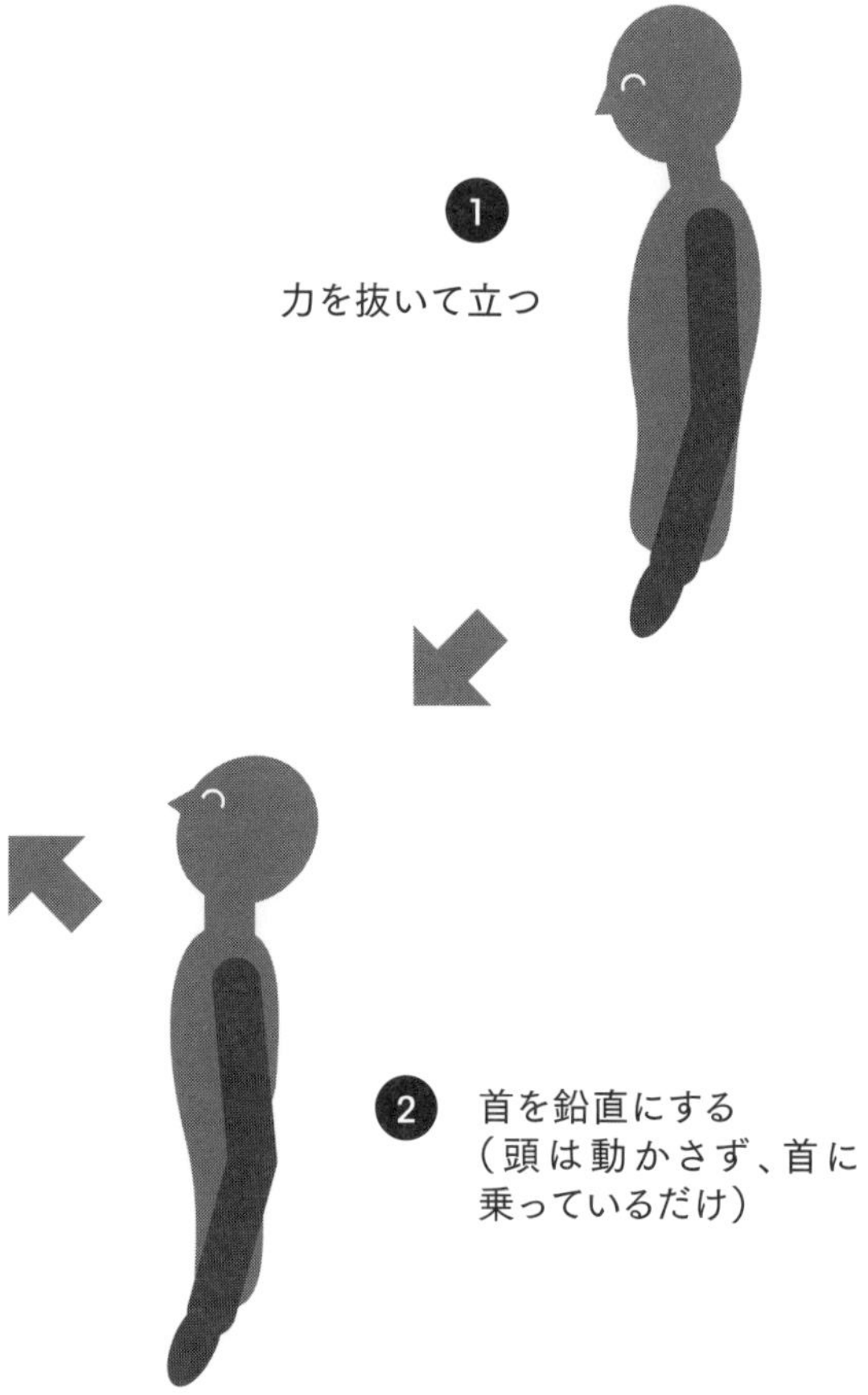

1
力を抜いて立つ
2
首を鉛直にする
（頭は動かさず、首に乗っているだけ）

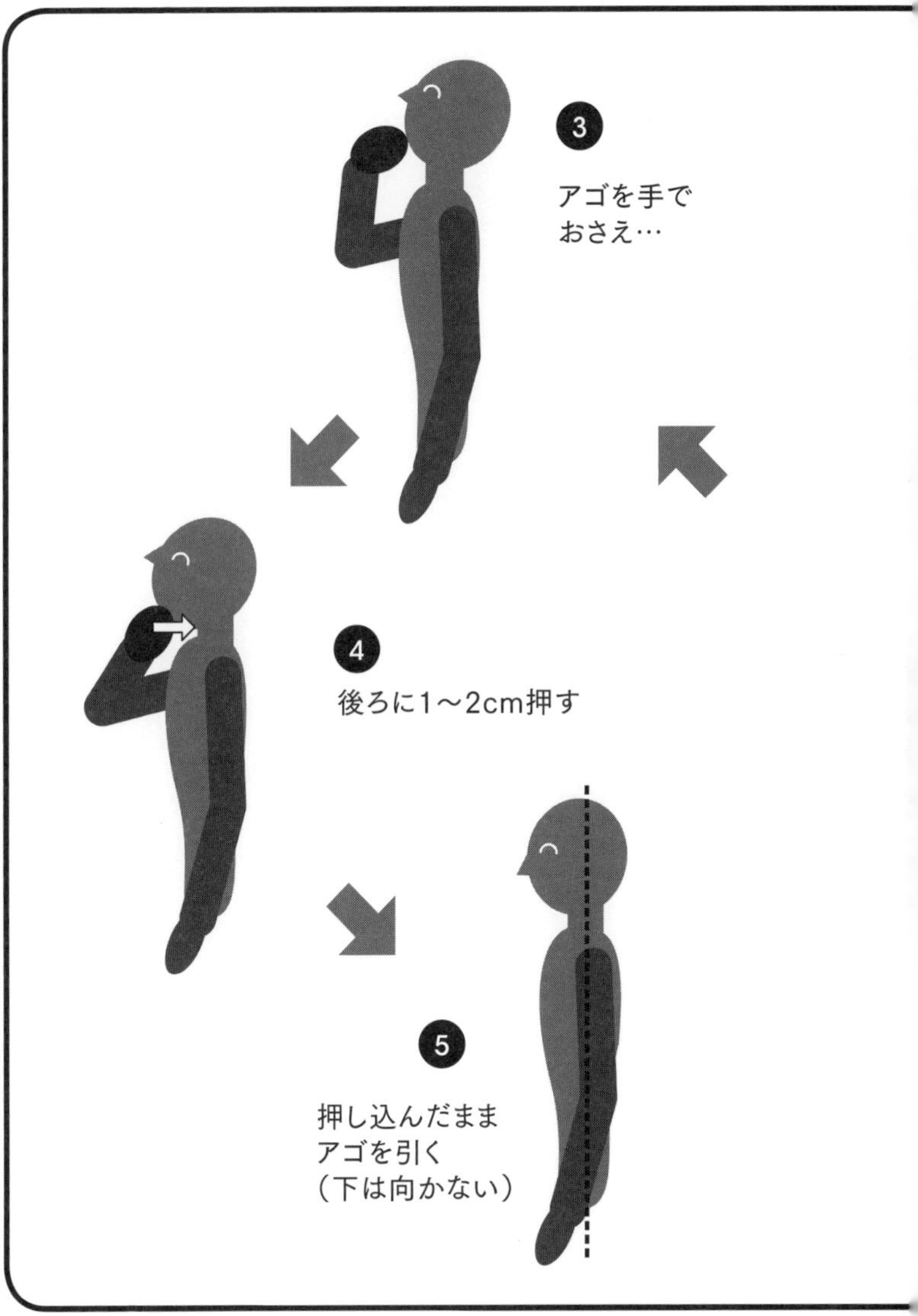
3
アゴを手で
おさえ…
4
後ろに1〜2cm押す
5
押し込んだまま
アゴを引く
（下は向かない）

こちらも最初は違和感があると思いますが、これが維持できるようになってくると、身体は劇的に変わります。

なぜなら、首は脳と身体の血流をつなぐ超重要器官だからです。

脊髄神経という、脳から出ていく神経がありますが、これは骨の中を通って腰まで届きます。そこの流れが悪くなるということは、並行して通る血管のアライメントがゆがみ、血流も悪くなってしまいます。

それが、首・頭のセットをすることで、頸椎《けいつい》のゆがみを整え、椎骨動脈の流れを改善するとともに、頸部《けいぶ》神経根《しんけいこん》の圧迫も解放します。

要は、首、顔面、頭部の血流が改善されるということです。

ここまでくれば、立ち方としては完璧なものになります。

色々と情報が多かったので難しいと感じた方のために、次ページに立ち方のポイントを簡単にまとめておきます。

立ち方のまとめ

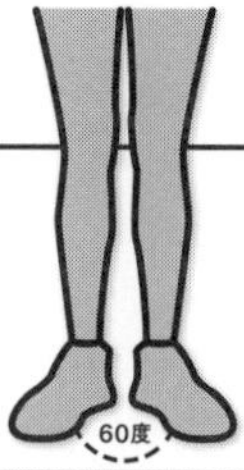

**つま先を60度
(若葉のかたち)に
開きます**

体重をかかとに乗せます

その時、つま先は浮かないようにします

上体を楽に積み重ねます

背中・腰を反らない、お腹は出さないようにし、
肩が前に丸まらないようにします

Chapter 3

おどろくほど健康になる！プライマリーウォーキング実践

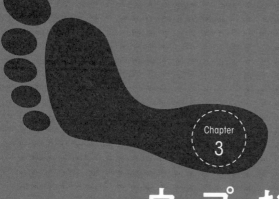

そもそも正しい歩き方とは？

さて、いよいよこの章からはプライマリーウォーキング実践編です。実際の歩き方を身につけていきましょう。

本書の冒頭でお伝えしたように、プライマリーウォーキングは、筋力の弱い赤ちゃんがいかにして歩くかに着目して考えられた歩き方です。

キーワードは「慣性《かんせい》」「惰性《だせい》」です。

たとえば杖をついて立ちます。

杖を手から放します。

どうなりますか？

はい、答えは簡単。杖は倒れます。

物理学的に言うと「位置エネルギー」と「運動エネルギー」の関係が働いて、自然に倒れていくのですが、ここではあまり複雑な話はしません。

同様に、坂道にボールを置いて手を放したら、どうなるでしょうか？

こちらも答えは簡単。力を加えなくても転がっていきます。

何が言いたいかというと、理想の歩き方もこれと一緒であるということです。

要は「慣性・惰性で歩く」ということが大切なのです。

より少ない筋力で、ブレーキをかけずに、物理的・骨格的に理にかなった歩き方をする。それがプライマリーウォーキングの基本的な考え方です。

さらに、本書の冒頭でも書いた通り、プライマリーウォーキングの基本コンセ

プトは、

「鍛えない」

「がんばらない」

「力を入れない」

です。

この結果として、血管・リンパ管のアライメントが整い、血液の循環障害が改善され、リンパの流れもよくなって代謝が向上するなどのいい効果が表れます。

そして、必要以上に力を入れなくなった身体は、みるみる健康になっていくのです。

歩き方ポイント①「足の上げ方」

それでは、まずは「足をどのように上げて歩き出すか？」を覚えましょう。

最初にイメージしやすいように、その場で数メートル歩いてみてください。

歩き出しの足は、どのように上がっているでしょうか？　おそらくほとんどの人が足を前に上げて歩き出しているはずです。**「行進歩行」になっているのです。**

対するプライマリーウォーキングは、この歩き出しからすでに違います。

足を後ろに上げて動き出すのです。

足をどちらに持ち上げて歩き出しますか？

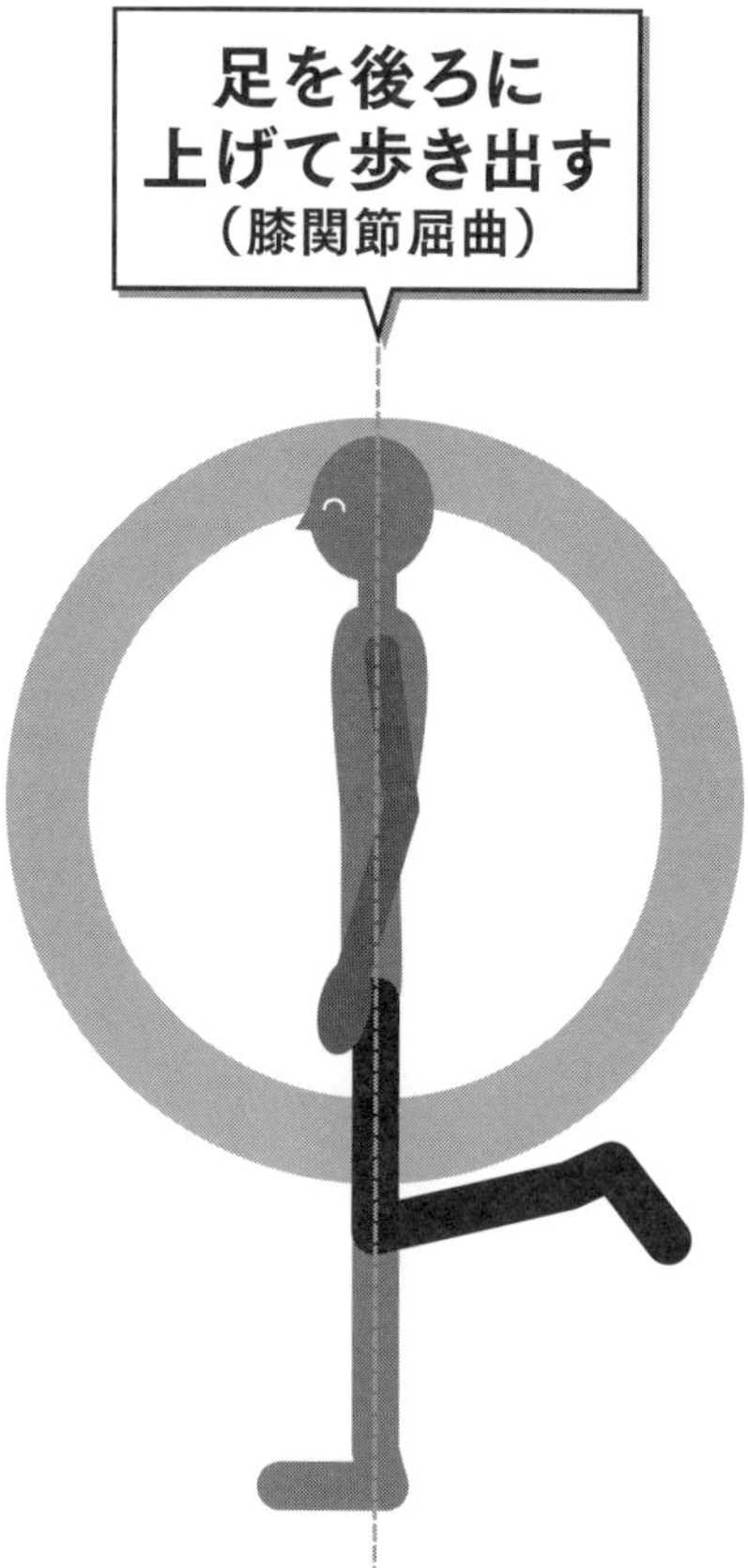

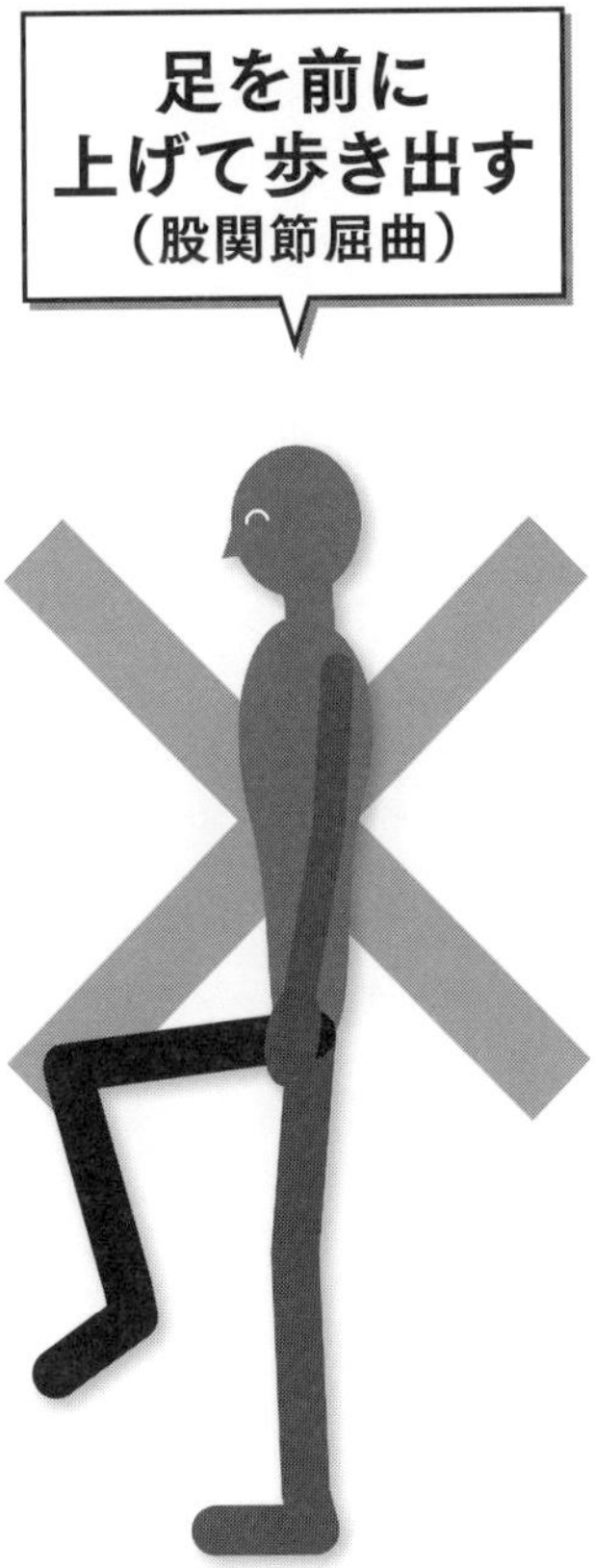
足を前に
上げて歩き出す
（股関節屈曲）

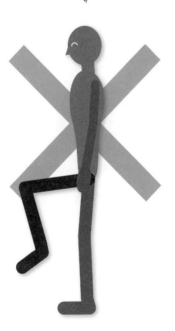

足を後ろに上げて歩き出し、脚が身体の後ろに残るように歩くことによって、前章でお伝えした「腸腰筋」がストレッチされます。一歩一歩、ストレッチされている状態です。

一方で、足を前に上げて行進歩行になっている人は、常に腸腰筋を縮めて歩いているようなものです。

たとえば街中で杖をついたり、歩行器を使用している年輩の方などを見てみてください。必ず足を前に上げて行進歩行になっているはずです。

逆に姿勢のいい人は、脚が後ろに残るようなかたちで歩いています。

足を後ろに振り上げて歩くことによって、骨盤が生理的な位置に整うという利点も大きいです。

すると、わかりやすいところで変形性膝関節症（通称：がに股）などの改善につながっていきます。

歩き方ポイント②「上げた足の下ろし方」

さて、次はポイント①で振り上げた足を、どうやって下ろしていくかです。

ここは簡単で、**「上げた足は、力を抜くことによって前方に振り出される」**というのが正解です。

ポイント①で後方に足を振り上げました。このときに使う筋肉はハムストリングスという、太ももの後ろの大きな筋肉です。ですから、ハムストリングスの力を抜くだけで、足は前方に振り出され、自然に脚が前に進んでいきます。

上げた足を、どうやって下ろしますか?

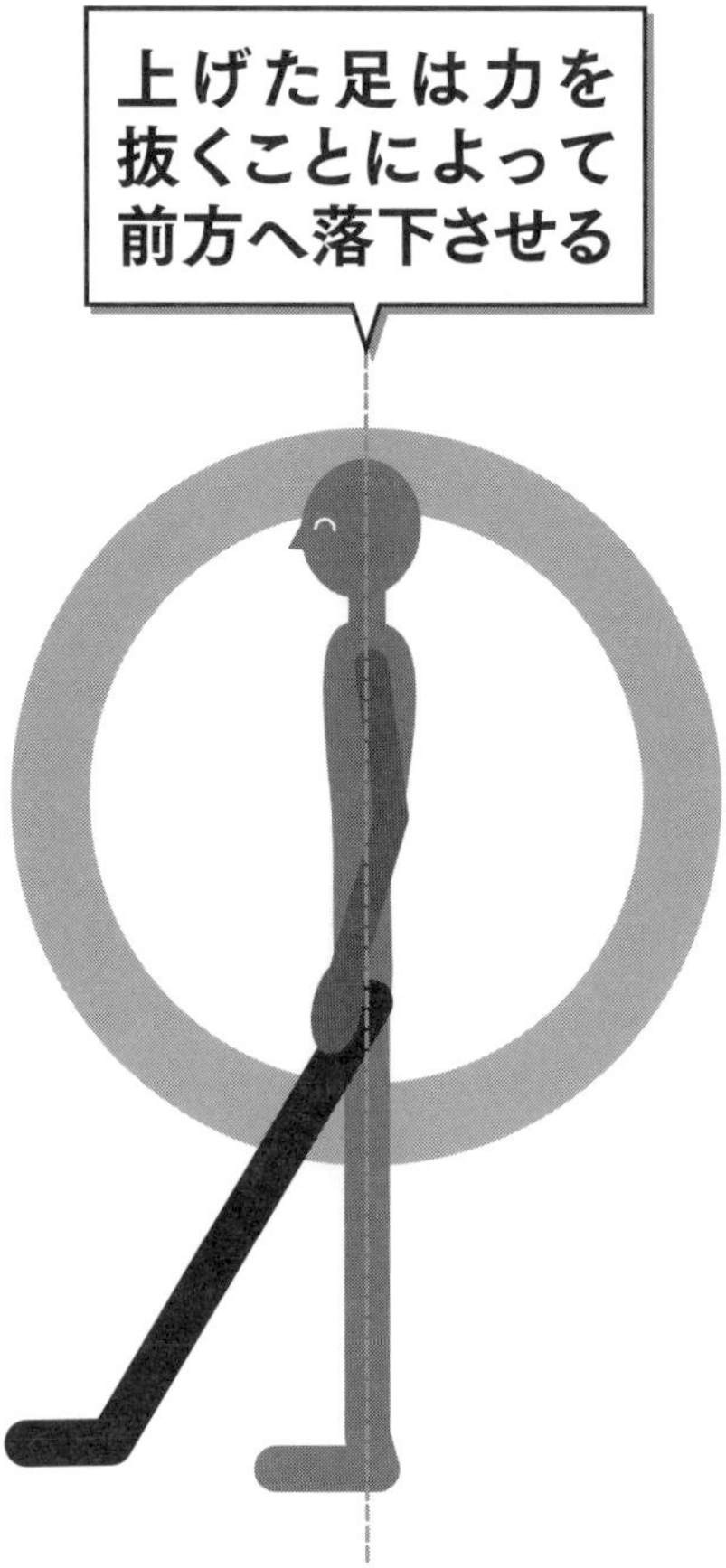
上げた足は力を
抜くことによって
前方へ落下させる

＼ 書籍購入者だけの特典 ／

特典内容

DVDプレゼント！

プライマリーウォーキングⓇの「立つ」「座る」の動きを習得できる

- 医師もすすめるウォーキングメソッド
- 岡本先生の講座案内・新商品情報を優先してお届け。

https://www.pro-active.jp/pw/present_form/

で、メールアドレスを登録してお届け先を書いて送信するだけ！QR コードからも送信できます。

⇒

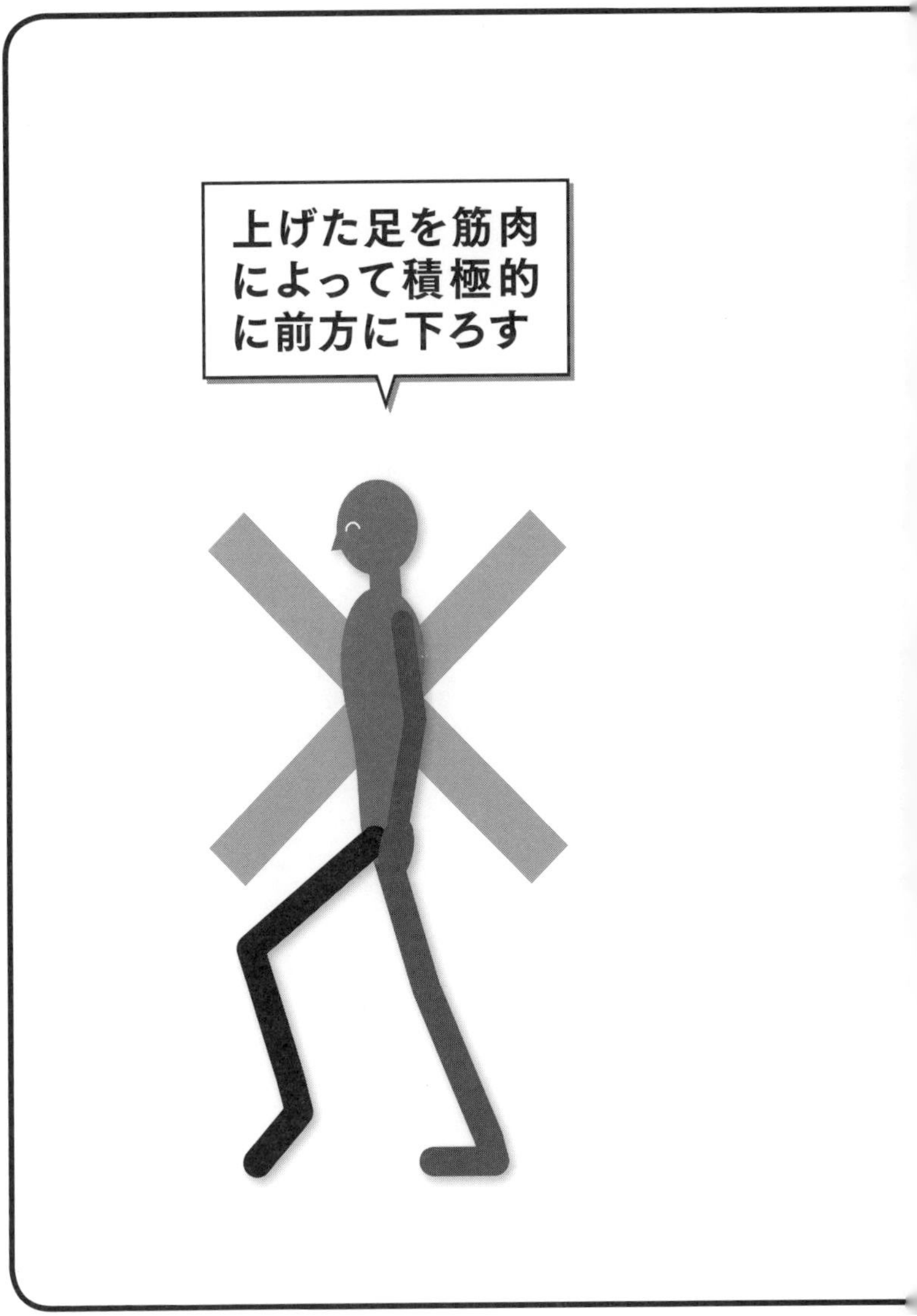
上げた足を筋肉によって積極的に前方に下ろす

歩き方ポイント③「下ろした足の着地」

ポイント②で前方に振り出し、下ろしてきた足をどのように着地させるか。

ここも非常に簡単で、**「落下した足は慣性・惰性で前方に行き、自然に着地」**というのが、正しい足のつけ方です。慣性・惰性で、振り出した膝が自然に伸びて、つられて股関節が曲げられ、前方に着地するというのが自然な流れです。

なお、自然に足が着地したあとに、着地した足に乗りこんでいくイメージで進みましょう。

下ろした足をどのように着地させますか?

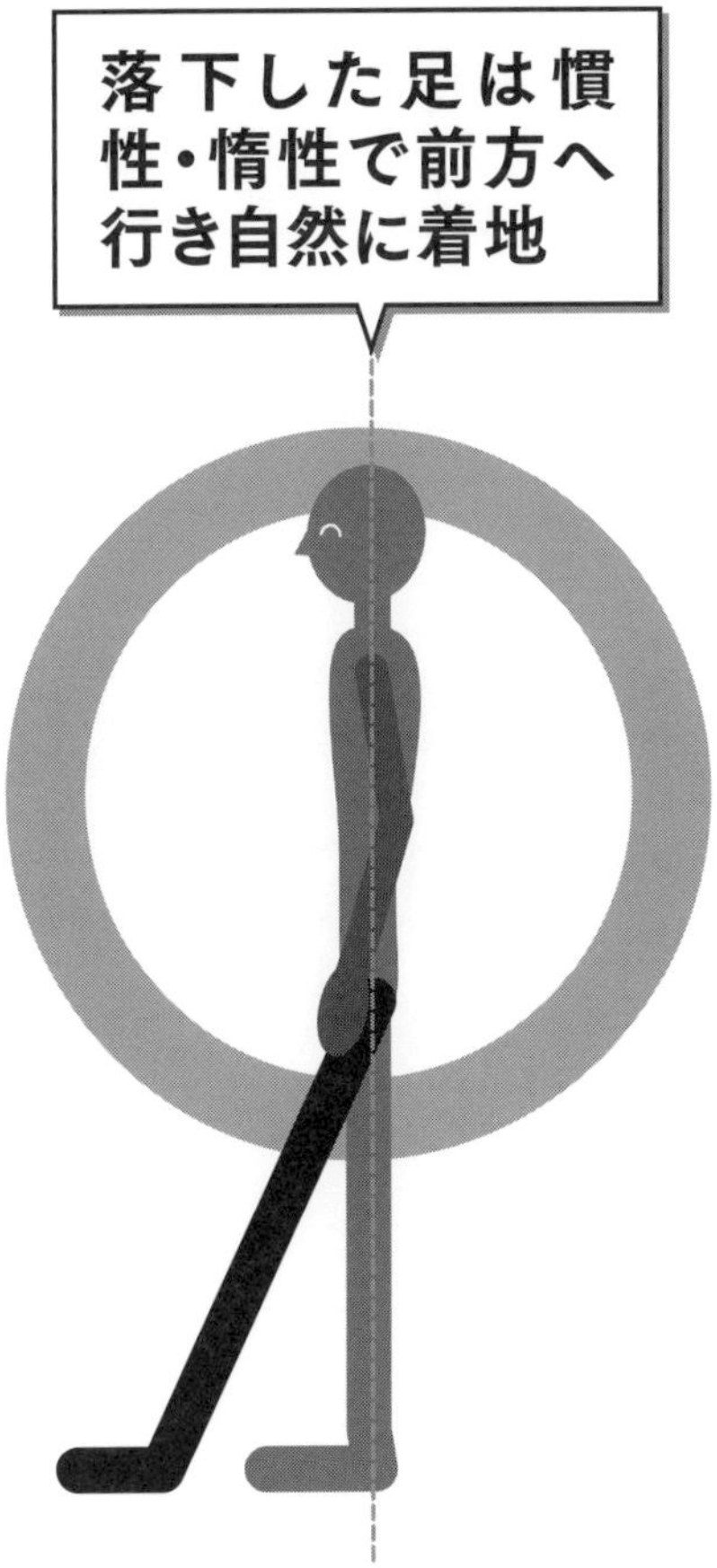
落下した足は慣性・惰性で前方へ行き自然に着地

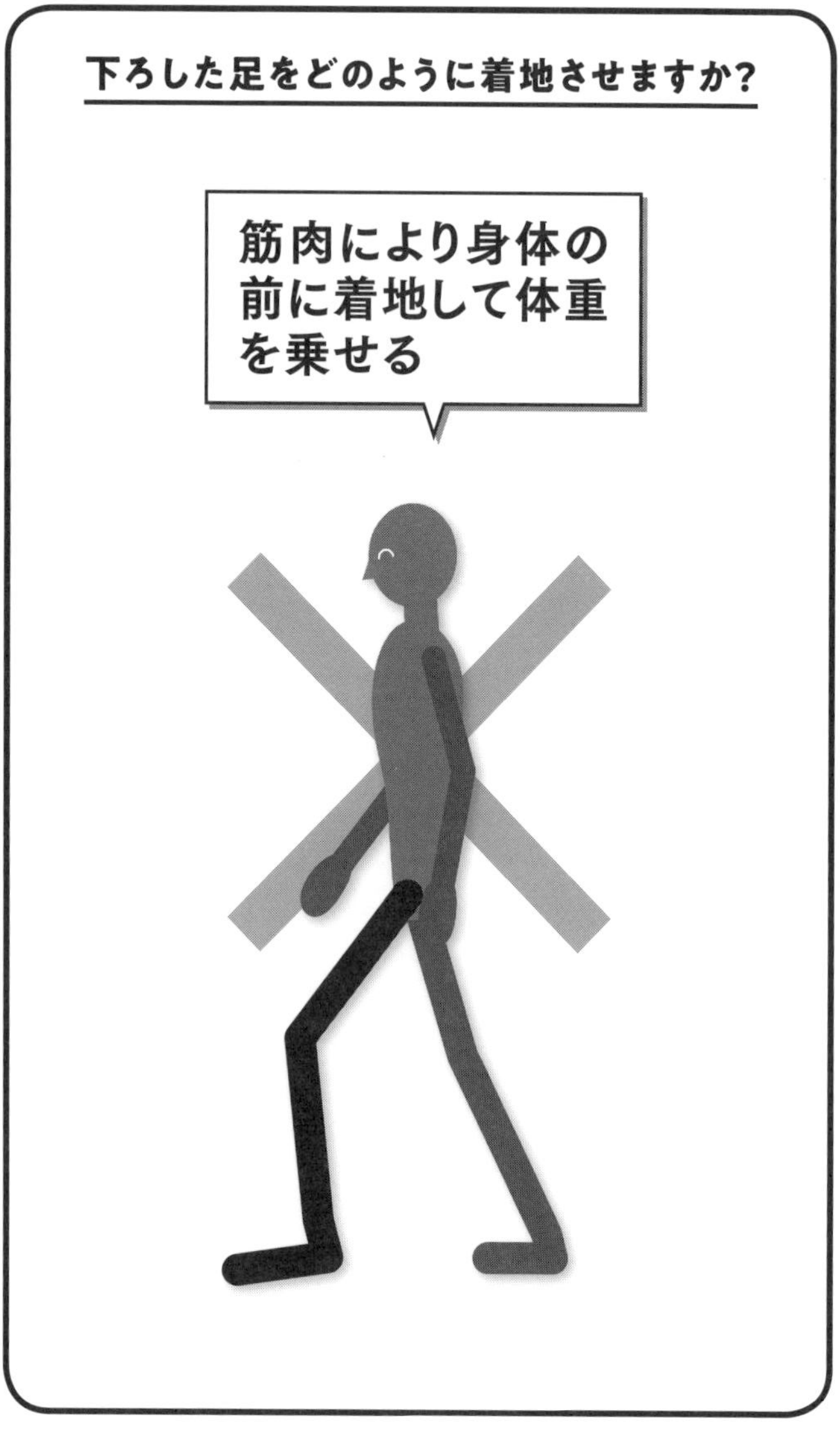
下ろした足をどのように着地させますか?
筋肉により身体の前に着地して体重を乗せる

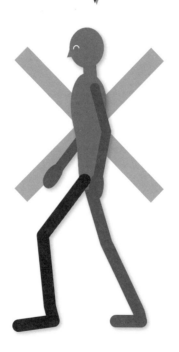

歩き方ポイント④「どのように進むか?」

歩き方実践の最後のポイントは「どのように進むか」です。

これも非常に簡単で、**「軸脚は、股関節から伸展《しんてん》して進む」**ということです。

つまり、片脚立ちで筋肉を使わずにバランスだけで立った状態から、バランスを崩して動き出すということです。このとき、膝は伸びて、股関節が伸展し、腸腰筋がストレッチされている状態です。

身体の後ろに脚・足が残るように意識して続けるとうまくいきます。

どのように進みますか?

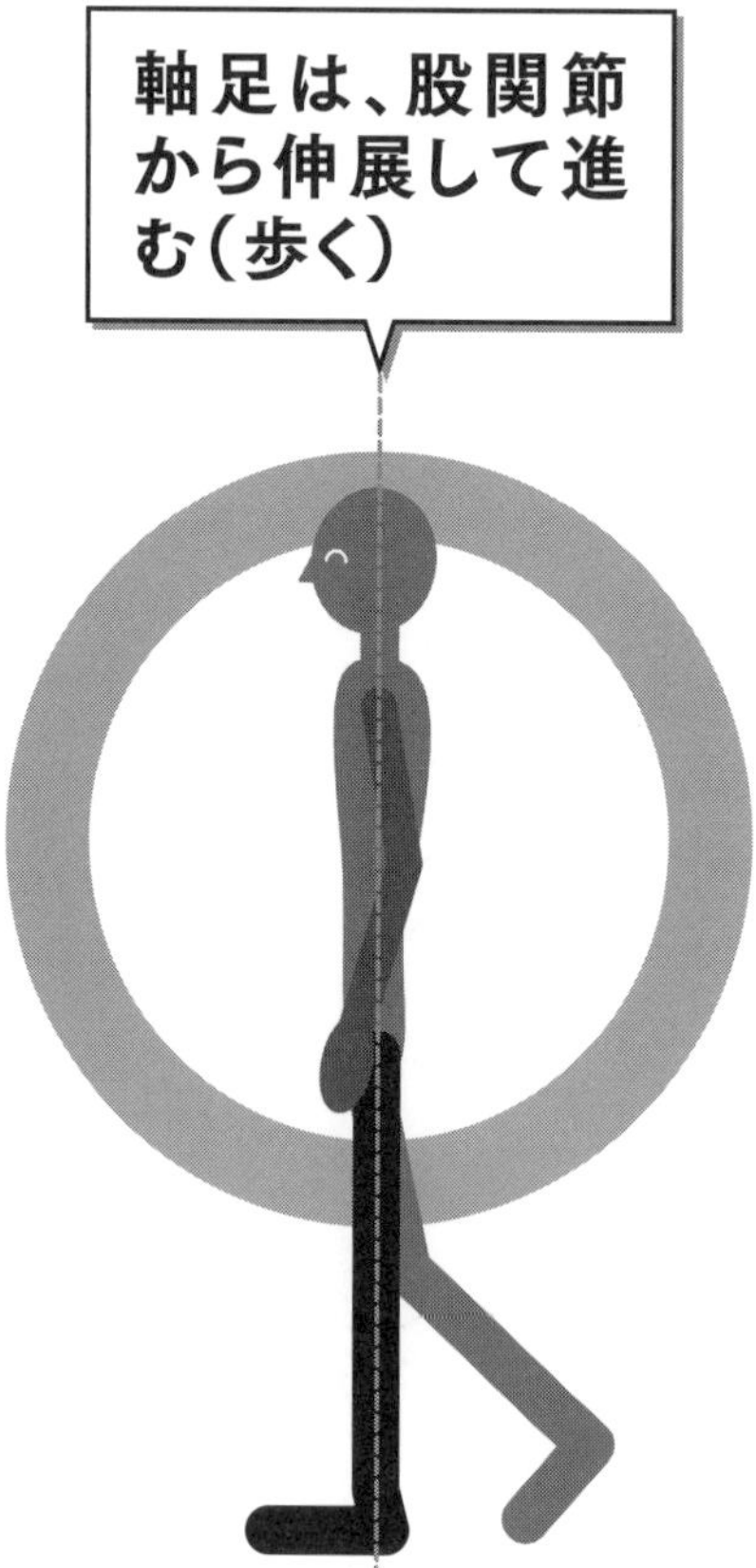

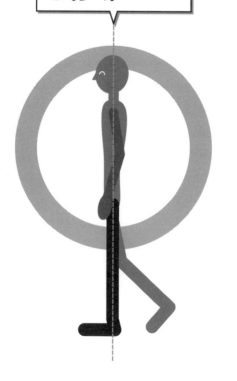

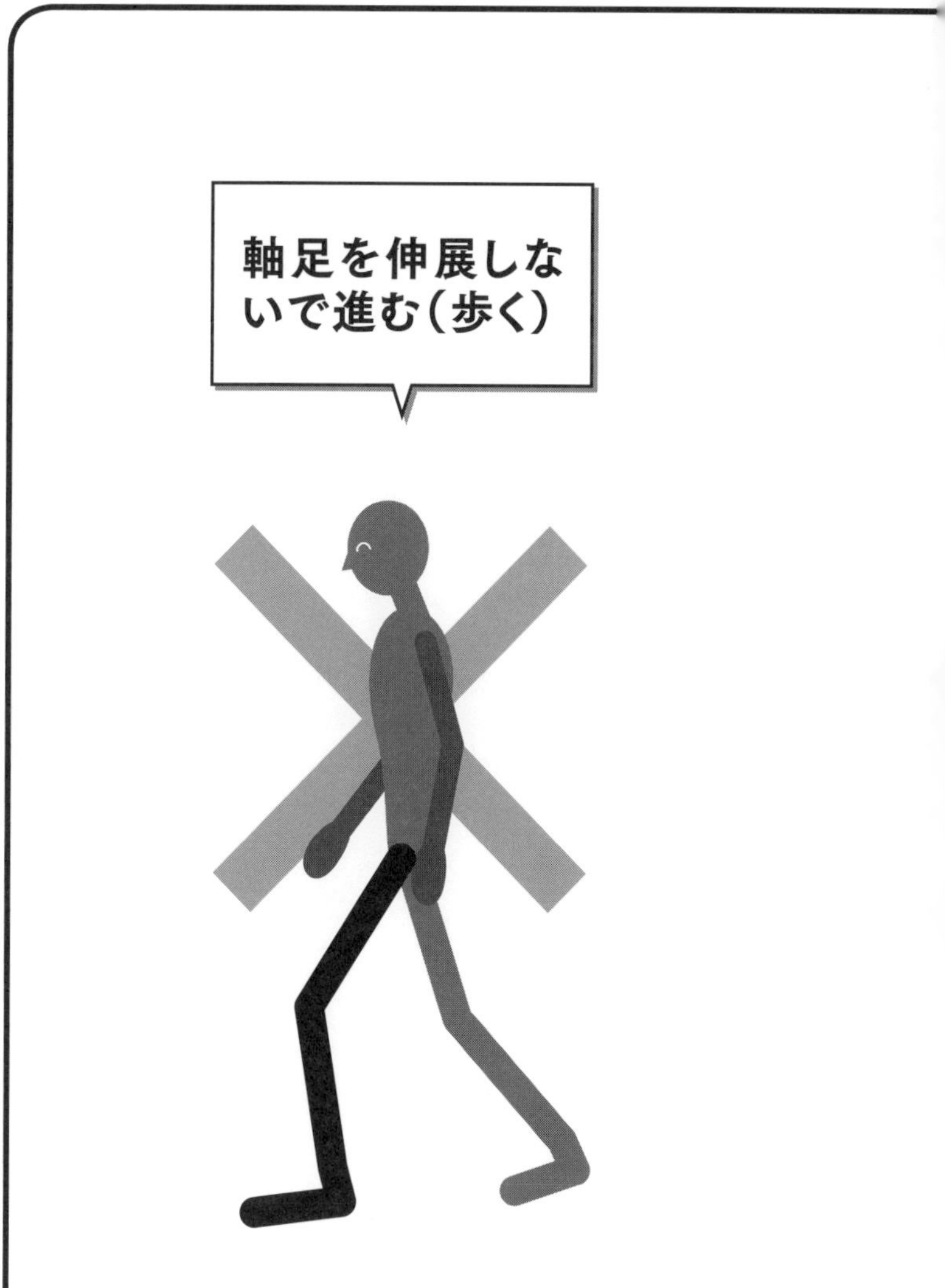
軸足を伸展しないで進む(歩く)

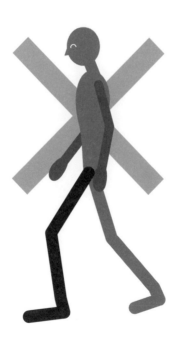

プライマリーウォーキング実践まとめ

いかがだったでしょうか？

文字で読んでみると難しそうに感じたかもしれませんが、実際にやっていただくと、慣れてしまえば誰でも簡単に身につけることが可能です。

最後に、次のページにもう一度、歩き方をまとめておきます。

プライマリーウォーキング®の方法

位置エネルギーを運動エネルギーに、運動エネルギーを位置エネルギーに、「慣性・惰性」でブレーキをかけずに、より少ない筋力・力で歩く

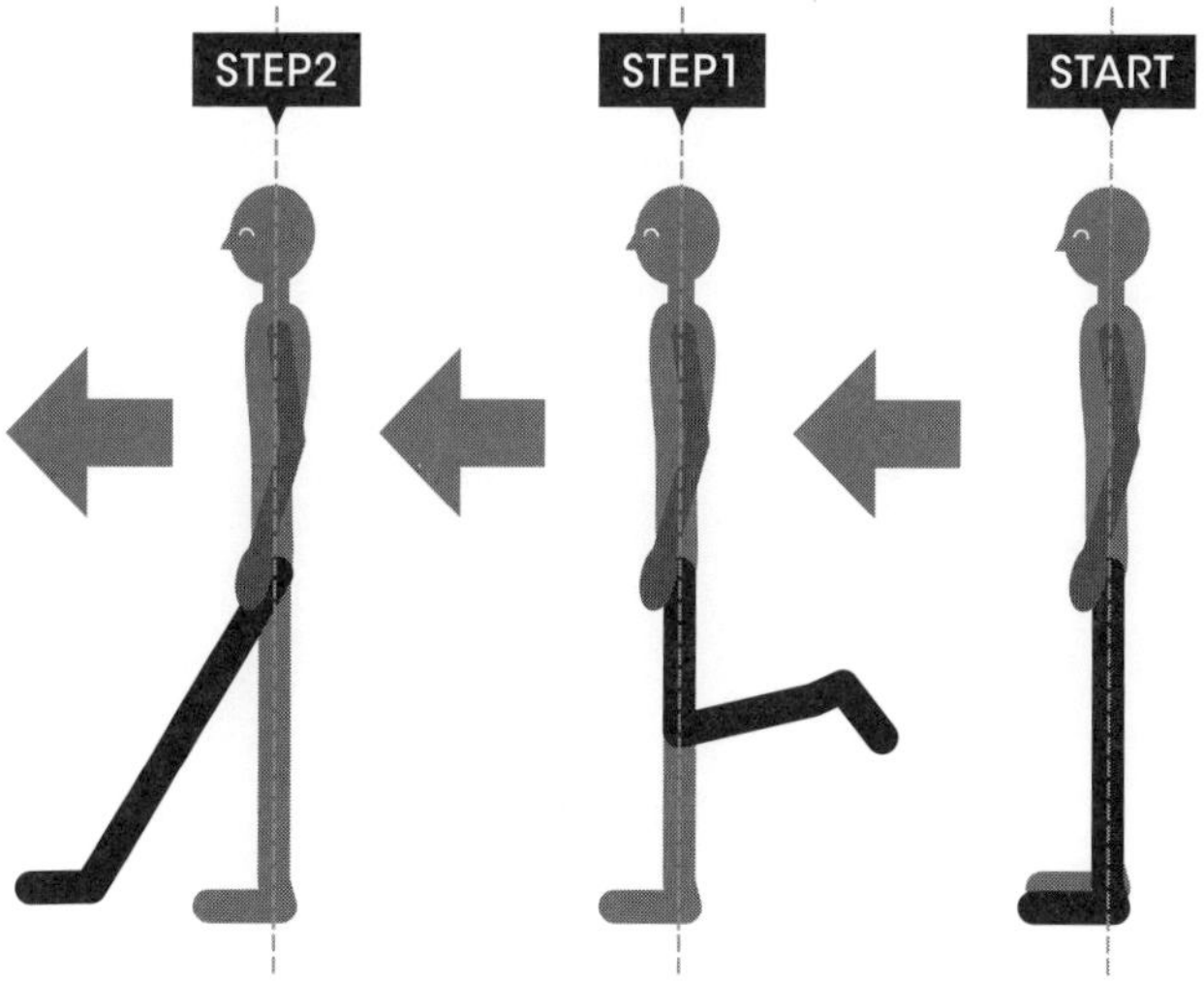

"ブラ〜ン"と力を抜いて足の成り行きにまかせて

膝から下を後ろに上げて

プライマリーウォーキング®の方法

位置エネルギーを運動エネルギーに、運動エネルギーを位置エネルギーに、「慣性・惰性」でブレーキをかけずに、より少ない筋力・力で歩く

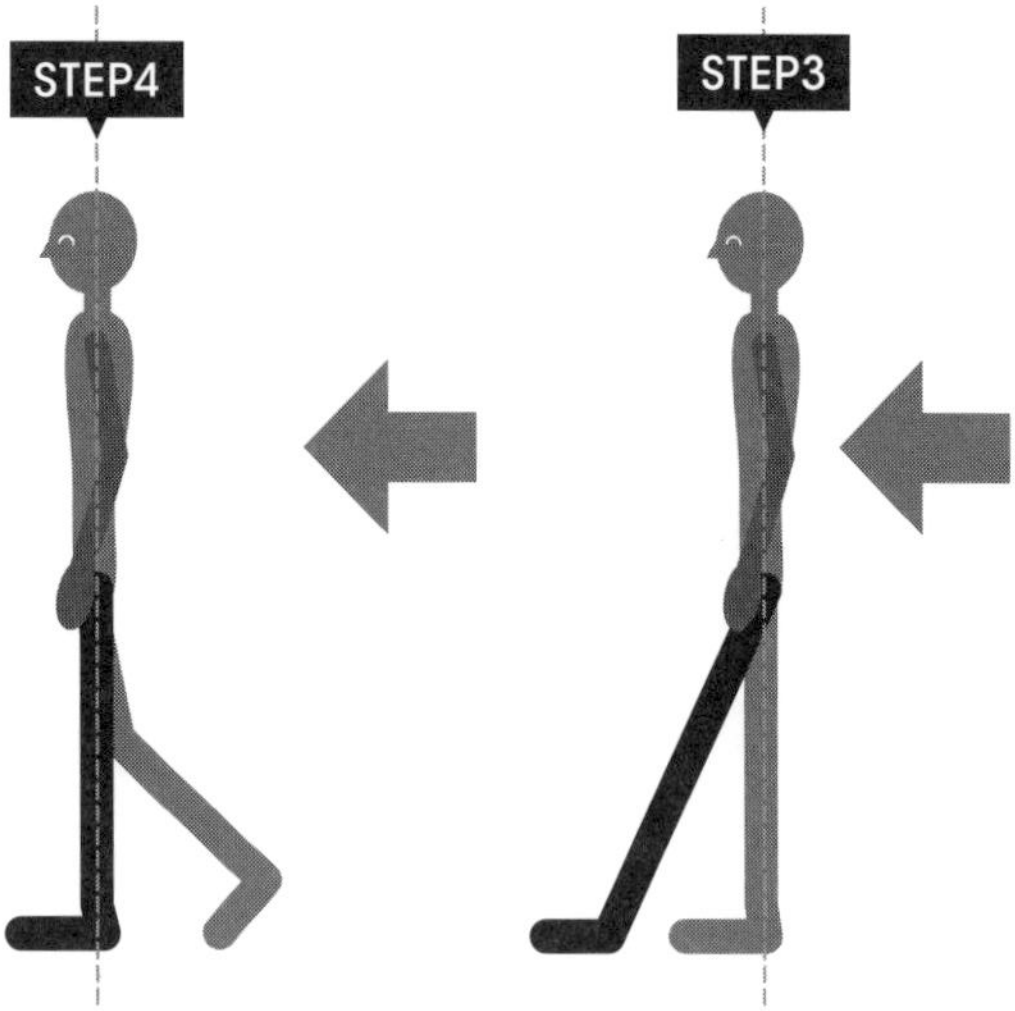

身体の"後ろ"に脚が残ることを意識して続けます

自然に足が着地した後に、着地した足に乗り込んで

Chapter 4

セルフメンテナンスで、より健康な身体が手に入る

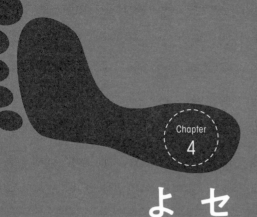

肩こりのセルフメンテナンス法

ここからは、これまで学んできたことを整理する意味でも、かかと体重に関係するセルフメンテナンスについて書いていきたいと思います。

まずは肩こりについてです。

この本を読んでくださっている方にも、肩こりで悩んでいる人は多いと思います。一説には日本人の大人の3分の2が肩こりで悩んでいるといい、もはや国民病といっても大げさではないかもしれません。

しかし、これも「かかと体重」で改善することができます。

まず、前提としてなぜ肩こりが起こるかというと、私たち日本人の骨格に由来しています。

私たち日本人は、胸郭《きょうかく》が扁平《へんぺい》、つまり胸板がうすい骨格の形状になっています。

対して欧米人は、胸郭が樽型、つまり胸板が厚くなっています。

その骨格の形状のため、日本人は上肢帯が前方に落ちやすく、欧米人は上肢帯が落ちません（余談ですが、欧米では『肩こり』という英語はありません）。

そして、上肢帯が落ちた状態で「いい姿勢をしよう」と思うことで、力を入れて上体を持ち上げることになります。

この「持ち上げよう」としたときに、もれなく、つま先体重になってしまうという仕組みなのです。

そこで、そういう人のためのセルフメンテナンス法が、

① かかと体重で立つ
② 上肢帯をセットする
③ 頭・首をまっすぐに乗せる

以上の3点です。

これをすることで、うまく脱力できます。

上肢帯のセットについては、定期的におこなっていかなければ、元に戻ってしまうという現実があります。

なかなか感覚的にうまくできないという方には、家にある傘を使って、セルフメンテナンスをする方法があります。

1日1回、30秒のストレッチという感覚で、ぜひ試してみてください。

傘を使った上肢帯セット

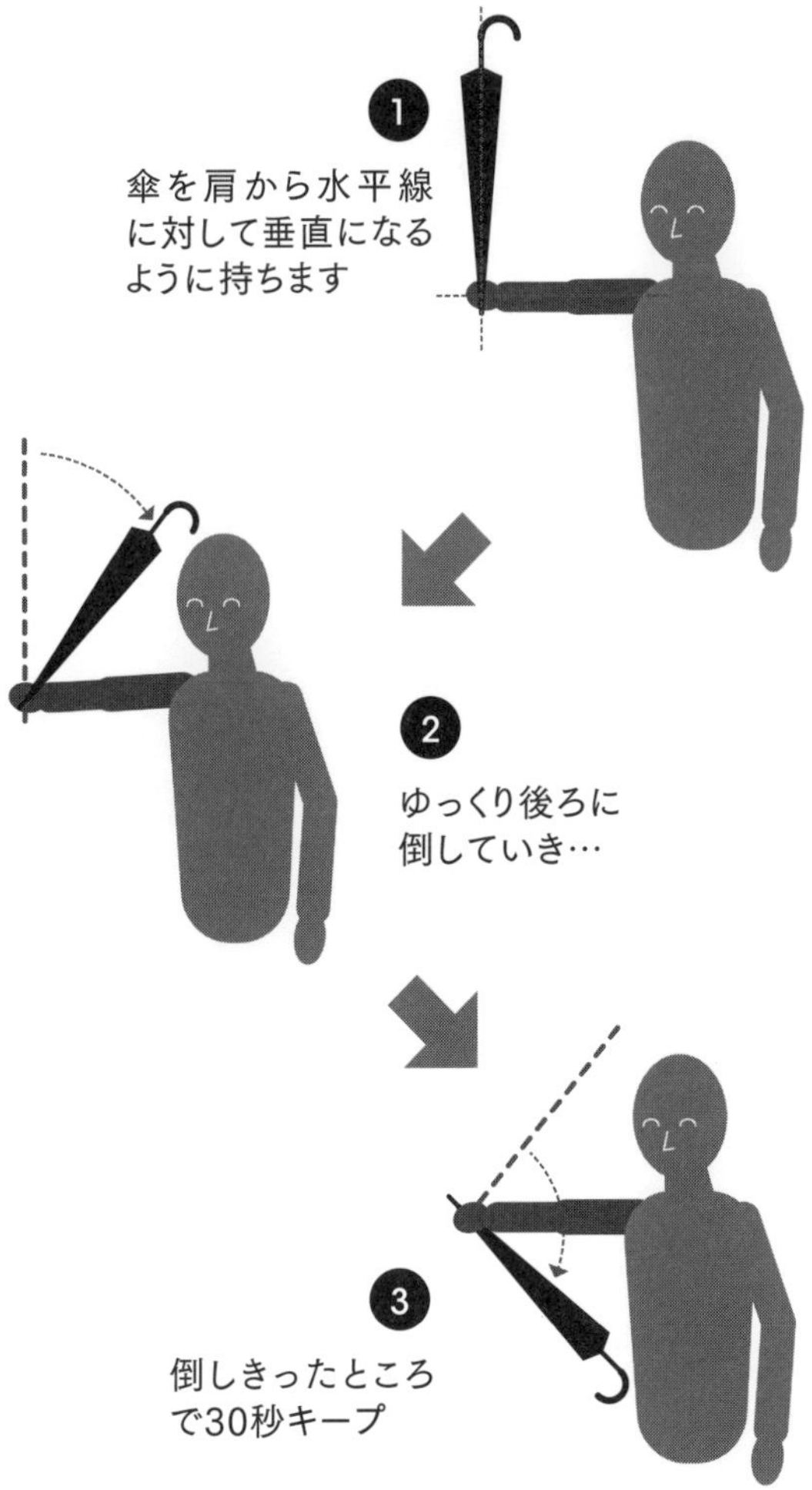

腰痛のセルフメンテナンス法

肩こりと同様に、腰痛も非常に悩む人が多いです。

患者数は2800万人ともいわれ、こちらも国民病といえるかもしれません。

腰痛には、筋膜性腰痛、椎間板ヘルニア、腰椎症、分離すべり症、脊柱管狭窄症《せきちゅうかんきょうさくしょう》など、いろいろあります。

これらのすべての原因は明快です。

つま先体重で立っていて、腰でバランスを取っているということです。

その結果として、どういう傷み方をするかの違いだけなのです。

たとえば椎間板ヘルニアについて。これはつま先体重で立って、足を前方に上げて歩いていることが根本的な原因になることが多いです。

第3章の腸腰筋に言及したところにもつながりますが、足を上げて歩くことによって身体の前の筋肉を縮めながら歩いているので、疲労していきます。

前の筋肉を縮めながら歩くことにより、連動して後ろの筋肉も縮まります。前も後ろも筋肉が縮んでいるので、腰椎に対して上下から圧力がかかります。圧力がかかって、そこにゆがみが入ってくると、椎間板が突出するため、これが椎間板ヘルニアになるのです。

これを「かかと体重」にすることによって、腰回りの筋肉が緩めば陰圧になるので、飛び出てしまった椎間板が中に入る可能性があります。

おどろくかもしれませんが、少し椎間板が出ているくらいなら、かかと体重を意識することで治ってしまうことがあるのです。

偏頭痛のセルフメンテナンス法

偏頭痛、つらいですよね。頭が脈打つようにズキン、ズキンと……。

これも「かかと体重」からセルフメンテナンスすることができます。

第2章の「首・頭のセット」で書かせていただいたところと関連しています。原因はこれもほかの症状と同様で、つま先体重から、上背部、肩部、頸部の筋肉を使って無理に姿勢をまっすぐにして立たせようとすることにより、首が前に出ている状態で維持されてしまい、全身が鉛直ではなくなります。

すると、頭はかなりの重量がありますので、首や首と頭のつなぎ目の関節などに大きな負担がかかることになります。**頭には、脳みそと血液と脂質が詰まっていますから、4~5キロの満タンのバケツが乗っているようなものです。**

それが傾いていると、常に筋肉に力を入れて支えていなければなりません。いつも力が入っているため、血管が圧迫されて、血液の循環が悪くなります。血液の循環が悪くなると、リンパの流れも悪くなります。

そのため頭痛が起こってしまうのです。

首に頭が乗っているところに、血管や神経が出入りする「大後頭孔《だいこうとうこう》」という穴があります。ここで流れが悪くなることによって、脳圧が変わります。すると圧力がかかるので、ズッキンズッキンという、あの嫌な痛みが出るのです。

これらはすべて「首・頭のセット」をおこない、首と頭をまっすぐにしてあげることにより改善されます。

やり方は第2章で書きましたが、念のため再掲載いたします。

首・頭のセット

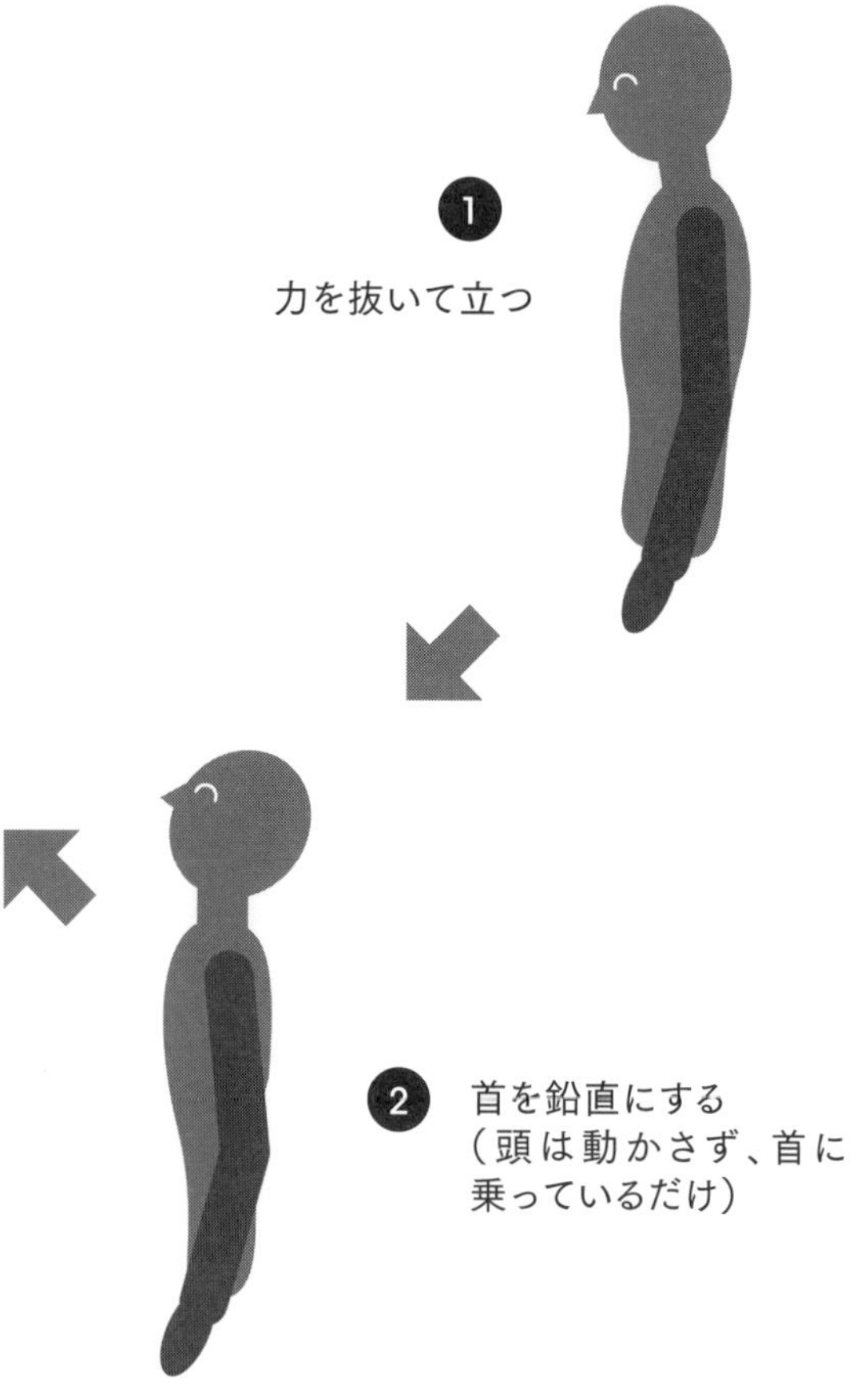
1
力を抜いて立つ
2
首を鉛直にする
（頭は動かさず、首に
乗っているだけ）

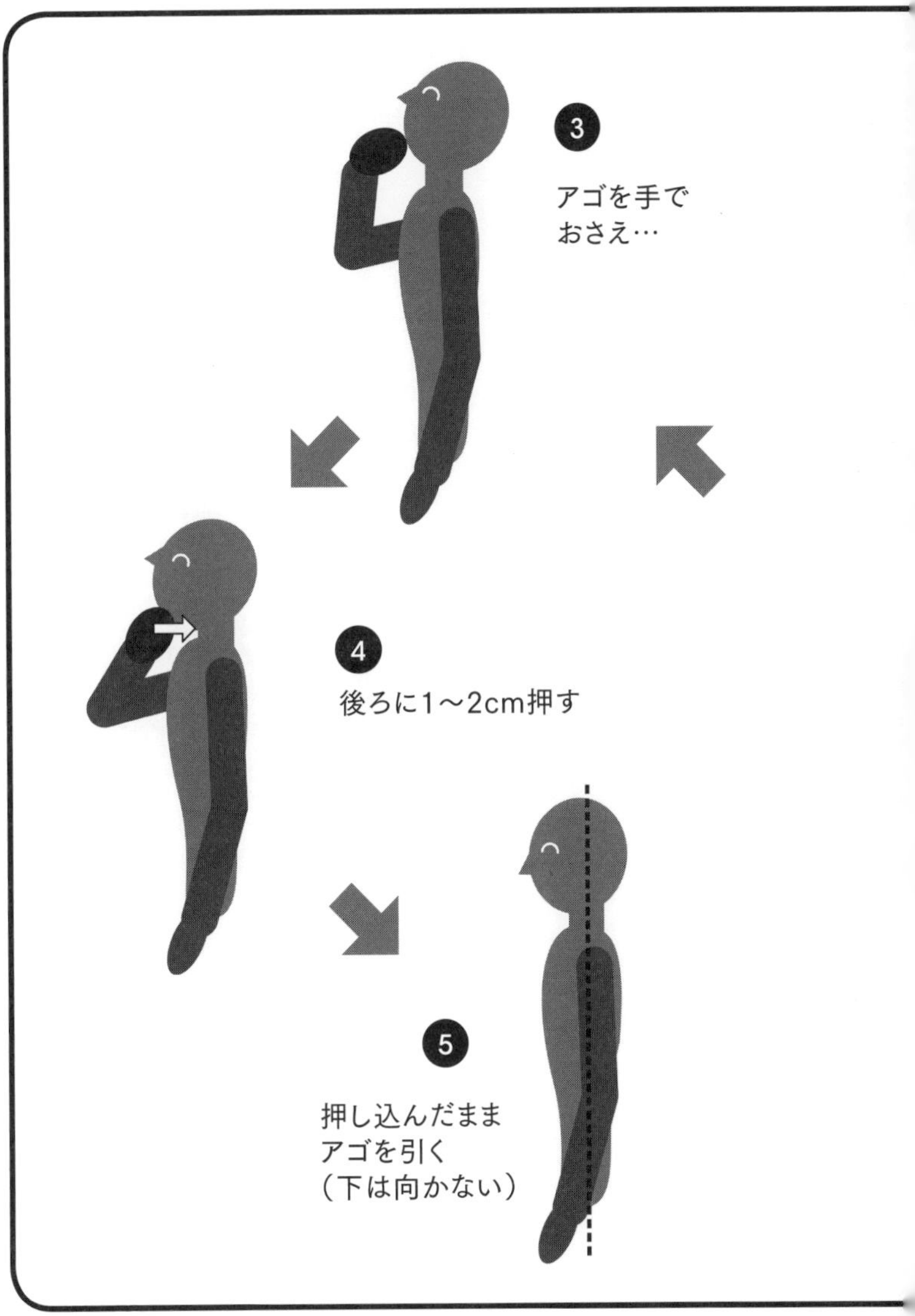
3
アゴを手で
おさえ…
4
後ろに1〜2cm押す
5
押し込んだまま
アゴを引く
（下は向かない）

股関節痛と膝痛のセルフメンテナンス法

まずは股関節痛についてです。

股関節が痛くなる原因の多くは、つま先体重で、股関節を伸展した状態で、ひねるからです。

ゴルフをやっている人に股関節痛が多い理由は、ここにあります。

ボールを打つ際に、身体を大きく反って（股関節が伸展した状態で）、強いひねりの力が加わるため、股関節を痛めてしまうのです。

逆に言えば、股関節というのは屈曲して旋回はしやすい関節です。

つまり、股関節が常にやや屈曲した状態で動けば、股関節痛になる可能性は少なくなりますし、いま痛みを抱えている人も、痛みをやわらげるセルフメンテナンスとなるでしょう。

では、どうすれば股関節を屈曲した状態で維持できるのでしょうか？

こちらも答えは簡単で、かかと体重で立つということです。

股関節が伸展してしまう原因は、つま先体重にあるのであって、これをかかと体重にすることで、自然と力の加わる位置が変わるので、屈曲して、股関節にやさしい状態を維持することができます。


次に膝痛について。

こちらも股関節痛と仕組みは同じです。

つま先体重で、横への旋回の力（トルク）が加わることによって、膝痛が起こります。

ためしに、意識してつま先に体重をかけた状態で、身体をひねって膝を左右に旋回させてみてください。痛みや違和感を覚えると思います。

膝はとくに横のねじれに弱い関節なので、つま先体重の弊害を大きく受ける箇所になります。

ではこちらに対するセルフメンテナンス法はどうすればいいかというと、こちらも、かかと体重で、プライマリーウォーキングをすることが最短の道です。

ただし、膝痛は医者から手術をすすめられることも多いので、その際の判断基準を注意事項としてお伝えしておきます。

痛みを感じている側の脚で片脚立ちができるようであれば、プライマリーウォーキングで改善を見込むことができます。

もし、片脚立ちができないレベルまで痛みが出ているようであれば、医者の指示に従ってください。

むくみのセルフメンテナンス法

そもそもむくみとは、顔や手足などの末端が、体内の水分により痛みを伴わずに腫れる症状のことをいいます。細胞組織の液体と血液の圧力バランスが崩れ、細胞組織に水分がたまってしまっている状態です。

脚、下腹部、腕、顔など、さまざまなむくみがありますが、ここでは座っていてむくむという悩みのセルフメンテナンスをご紹介します。

これには、座り方を改善することが近道です。

どちらの座り方が正しいでしょうか?

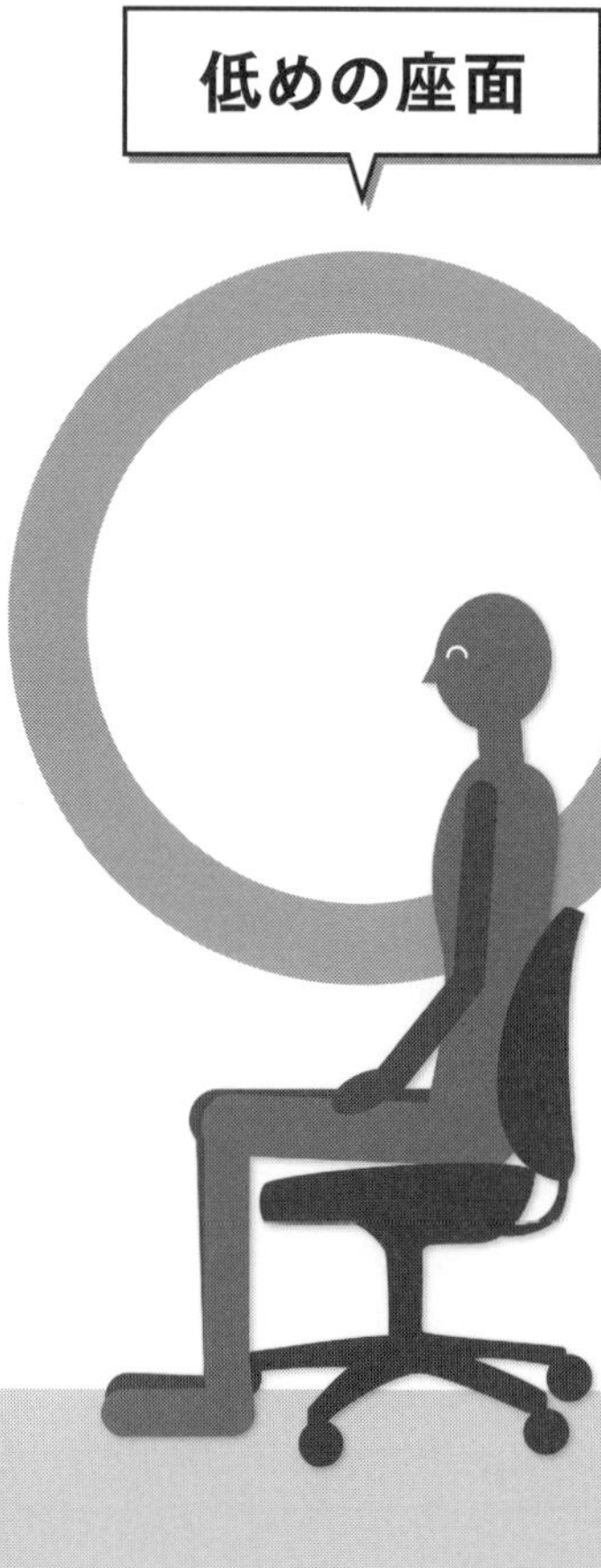

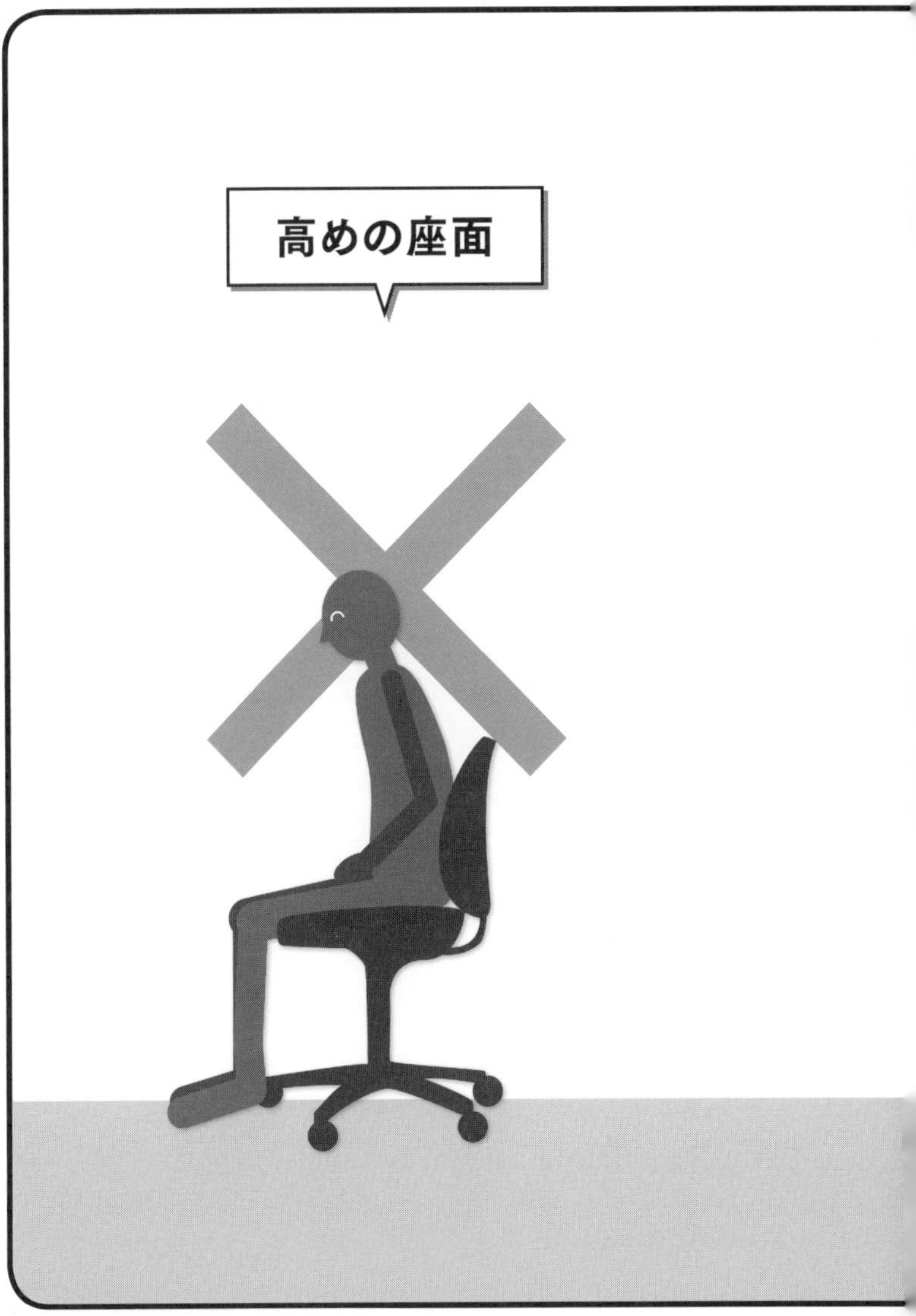
高めの座面

正解は低めの座面のほうです。

そう、椅子の高さがむくみの原因なのです。

正しい座り方は、太ももと椅子の座面の間に隙間がある座り方です。

隙間があることで、太ももの血管を圧迫することなく、むくみを防止することができるためです。

左図のように、高さを調節するために、台のようなものを足元に置くのもいい方法です。

すぐに改善できることなので、ぜひ試してみてください。

椅子の高さがむくみの原因です!

正しい座り方は太ももと椅子の座面の間に“隙間”のある座り方です。

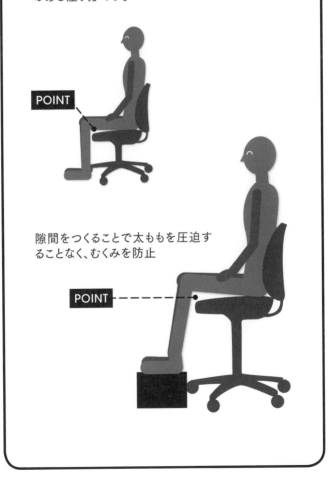

隙間をつくることで太ももを圧迫することなく、むくみを防止

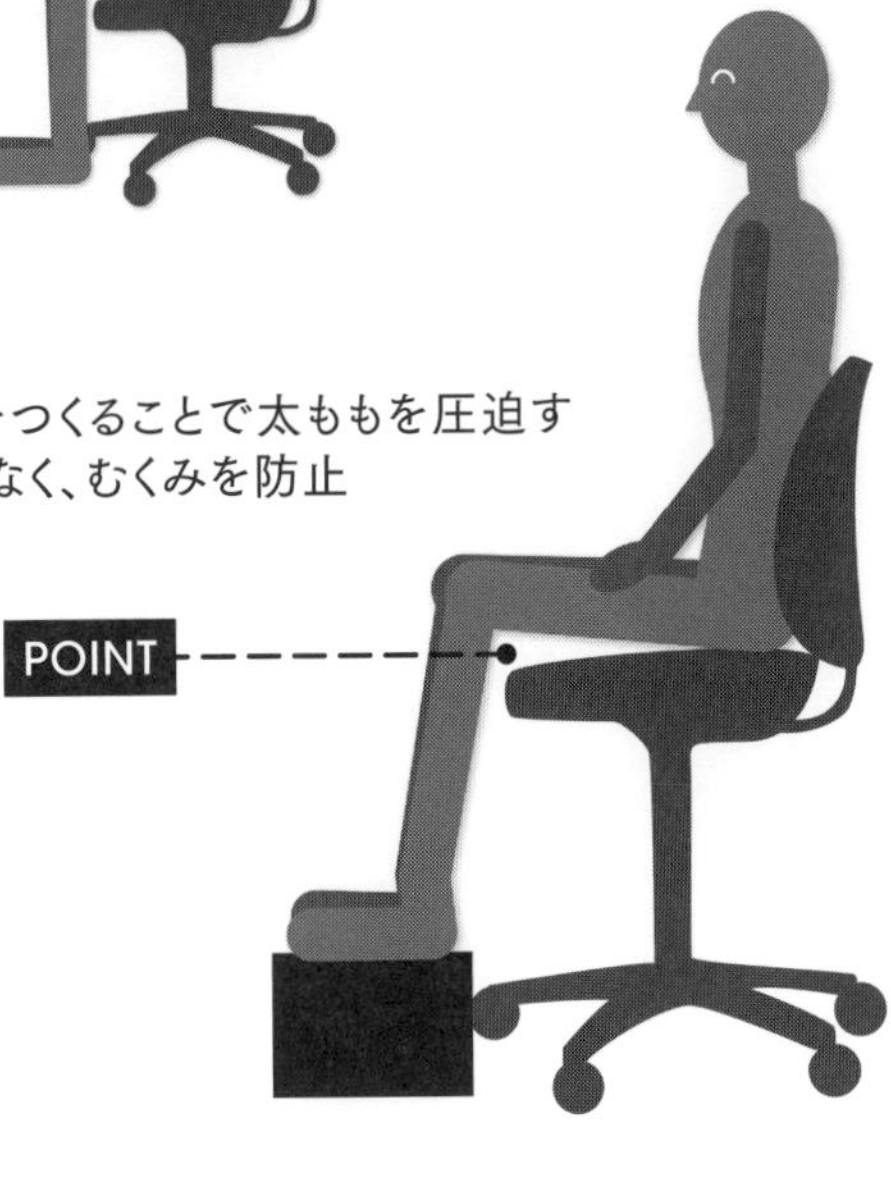

自分に合った靴で、セルフメンテナンス

最後に、靴についても言及して、本書を締めくくりたいと思います。

基本的に多くの人は、自分に合っていない靴を履いているケースが多いです。

私が推奨するのは、「好きな靴ではなく、きちんと履ける靴を見極めましょう」ということです。「ドクターシューズ」を1足は必ず持つことです。

その際のポイントは3つあります。

① 足の指を丸めないで、靴の中で存分に動かせる

② 足の指をしっかりと開いた状態で指と靴の間に隙間があり、窮屈ではない
③ 歩いているときに甲の部分が浮かず、かかと部分が窮屈にならず、しっかりとホールドされている

以上の3点を意識して、靴選びをするようにしてみてください。

要するに、つま先側はゆったりと、甲とかかと側はしっかりとホールドされている靴が理想です。自分に合う靴を履くことで、プライマリーウォーキングの習得の大きな助けとなってくれることでしょう。

ちなみに、私が開発した**「プライマリーウォーキング®5本指ソックス」**(http://www.ima-coco.jp/shopdetail/000000000583/)を中に履いていただくと、自然とかかと体重になり、姿勢が矯正されて、効果が倍増です。

それから、家の中でのスリッパは禁物です。プライマリーウォーキングをすると、スリッパが脱げる・飛ぶタイミングが2回もあるので、ご注意を。

エピローグ―

プライマリーウォーキングで、すばらしい人生を

身体の不調に悩まされず、できるだけ「健康寿命」を延ばし、まっすぐに伸びた脚、美しい姿勢を保ってもらいたい。プライマリーウォーキングで、日々健康で快適に過ごしてもらいたい……そんな思いで、この1冊を書き上げました。

「歩き方」「立ち方」「座り方」をほんの少し変えるだけで、それらが実現するということが、本書を通じてわかっていただけたのであれば、著者としてこんなに幸せなことはありません。

さて、本文の繰り返しになりますが、プライマリーウォーキングはその名の通り、「赤ちゃんの初期歩行」と訳せます。言い換えると「元の歩き方」とも言えます。

つまり健康の源。健康で長く人生を歩むための歩き方の提案なのです。

健康で長寿を実現されている方は、健康のために激しく鍛えているでしょうか。健康で長生きするために運動は必要なのでしょうか。

ご長寿の方に質問すると、長生きの秘訣は「とくに何もしていない」「腹八分目」などという回答が多いです。

表現が極端かもしれませんが、身体を患い運動ができない方が、病気になって長生きできないかと言うと、決してそうではありません。要するに、身体を酷使しないということが健康で長生きする秘訣かと想像できます。

運動をし過ぎない！　食べ過ぎて内臓を酷使しない！　これがポイントです。

力を入れ続けると血管・リンパ管が圧迫されて流れが阻害されるので、代謝機能が低下してしまいます。常に力を抜いてリラックスをしてください。

身体は、ほどほどに使うのがいいのです。つまり、プライマリーウォーキングは「健康のために激しく鍛えなくてもいいですよ」という提案でもあるのです。スポーツや鍛えることを否定しているわけではありません。

プライマリーウォーキングはあくまで健康で、長生きできる元の立ち方・歩き方を提案しているだけです。すばらしい人生を歩むために、プライマリーウォーキングがその一助となれば幸いです。


最後に、ここまで導いてくださった（株）ケン・コーポレーションの福田健蔵社長、出版に際しお力添えいただいた（株）プロ・アクティブの山口哲史社長、きずな出版の小寺裕樹編集長。そして、一般社団法人プライマリーウォーキング®指導者協会認定指導員の皆様はじめ、岡本啓司に携わっていただきましたすべての皆様に、厚く御礼申し上げます。

【Special Thanks】

本書の作成にご協力いただいた、一般社団法人プライマリーウォーキング指導者協会協力医院及び医師の皆様に、この場を借りて御礼申し上げます。

◆猿丸修平先生　聖路加国際病院パートナークリニック　ブレストクリニック築地院長
(http://www.luke-bc.net/bctsukiji/index.html)

◆森嶌淳友先生　日本ホロス臨床統合医療機構代表理事／ラ・ヴィータ メディカルクリニック院長
(http://lavita-clinic.com/clinic/doctor.html)

◆松本伸治先生　松本クリニック院長
(http://www.matsumoto-cli.com/)

◆岸本康朗先生　医療法人 岸本クリニック院長
(http://kishimoto-cl.jp/about/)

◆北西剛先生　きたにし耳鼻咽喉科院長／日本ホロス臨床統合医療機構理事
(http://www.kitanishi-ent.jp/)

著者プロフィール

岡本啓司（おかもと・けいじ）

1966年、大阪生まれ。鍼灸師。トレーニング指導士。プライマリーウォーキング指導者協会会長。1990年、鍼灸・整体の治療院「岡本流身体調整研究所」を開設。長年、身体の不調を訴える患者の治療と研究をもとに、本来あるべき健康な身体に導くためのメソッド「プライマリーウォーキング®」を考案し、2010年「プライマリーウォーキング指導者協会」を立ち上げる。2011年11月、株式会社プライマリーウォーキングジャパンを設立。現在、大阪の治療院には足腰・首肩などの悩みを抱える患者が治療を求めて多数来院。また、身体に不調を訴える多くのモデルやスポーツ選手の駆け込み寺的な存在でもある。近年では、ゴルフ雑誌「ゴルフダイジェスト」をはじめ、テレビや雑誌など多数のメディアでも「プライマリーウォーキング」が紹介されている。一方、カラダの動きを研究するために40歳からはじめたゴルフでは、ドラコン競技に的をしぼって、シニア部門で、11年、12年、14年と三度ドラコン日本チャンピオンに輝く。加えて、同年の世界大会では 402ヤードのLDA シニアの日本記録を樹立。13 年には、年齢の枠を超えてオープン部門年間日本ランキング3位となる。

15年からは、プライマリーウォーキングの普及に専念して、全国各地で指導員の養成をおこなうとともに、セミナー講演活動を積極的に開催している。15年からは、大阪府高齢者大学校の講師として授業も担当。著書に『まっすぐ美脚。』『そんな飛距離でよく我慢できるねッ！』『秘技! スプリント打法のすべて。』（いずれもゴルフダイジェスト社）、『プライマリーウォーキングで歩けば若返る！』（三笠書房）などがある。

「かかと体重®」で、つらい痛みが消える!
―全身の不調が改善する「プライマリーウォーキング®」入門

2018年4月10日　第1刷発行

著　者　　岡本啓司

発行者　　櫻井秀勲
発行所　　きずな出版
東京都新宿区白銀町1-13　〒162-0816
電話03-3260-0391　振替00160-2-633551
http://www.kizuna-pub.jp/

印刷・製本　モリモト印刷

ISBN978-4-86663-031-1

きずな出版

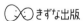